W0262191

DIE „POSTVACCINALE ENCEPHALITIS"

NACH AMTLICHEN ÖSTERREICHISCHEN DATEN

VON

DR. **MARIUS KAISER**
MINISTERIALRAT IM BUNDESMINISTERIUM FÜR SOZIALE VERWALTUNG,
LEITER DER BUNDESSTAATLICHEN IMPFSTOFFGEWINNUNGSANSTALT
IN WIEN

UND

HOFRAT DR. **JULIUS ZAPPERT**
UNIVERSITÄTSPROFESSOR IN WIEN

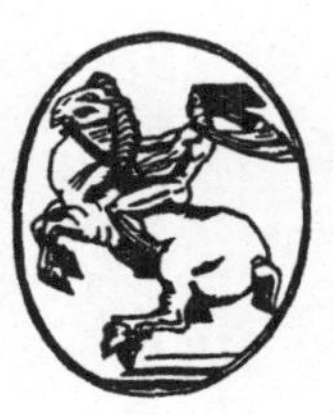

SPRINGER-VERLAG WIEN GMBH

1938

ISBN 978-3-662-27442-2   ISBN 978-3-662-28929-7 (eBook)
DOI 10.1007/978-3-662-28929-7

Inhaltsverzeichnis.

I. Allgemeiner Teil.

Wenn auch ein gehäuftes Auftreten von Erkrankungen an Encephalitis postvaccinalis (Enc. pv.) in England, Holland, in der Tschechoslowakei, in Österreich, Deutschland erst in den Jahren 1923 und 1924 aufgefallen ist, so handelt es sich doch nicht um eine ganz neue Krankheit. Aus einer amtlichen Publikation der „in Schutzpockenanstalten niedergesetzten medizinischen Polizeikommission Prag 1804" geht hervor, daß 1801 und 1802 in Böhmen unter 10090 Impfungen 35 Erkrankungen des Zentralnervensystems aufgetreten waren, die wir heute als postvaccinale Encephalitis diagnostizieren würden. Ähnliches berichtet der Wiener Arzt Dr. Rechberger aus dem Jahre 1768, als noch die Variolation, das „Blatternbelzen" im Gebrauch war. Knöpfelmacher teilt nachträglich mit, daß er im Jahre 1910 gemeinsam mit Leiner einen Fall von „Meningitis nach der Impfung" beobachtet habe, und in der Zusammenstellung Kautes über die seit 1912 in Deutschland bekanntgewordenen Erkrankungen des Zentralnervensystems nach der Impfung finden sich ebenfalls einige der Enc. pv. zugehörige Fälle.

Diese Fälle treten aber zurück gegenüber der Häufung einschlägiger Erkrankungen, wie sie seit 1924 und 1925 unabhängig voneinander in mehreren europäischen Staaten zu beobachten war. In England und Holland wurden die Erfahrungen in mustergültigen amtlichen Verlautbarungen niedergelegt und von einzelnen Autoren eingehend bearbeitet (van Boudwijk-Bastiaanse, Terbourgh u. a.), in der Tschechoslowakei hat Lucksch die ersten Fälle beschrieben, in Deutschland hat Eckstein eine wertvolle Monographie veröffentlicht (1929) und hat eine amtliche Kommission, der Eckstein, Gildemeister, Gins, Manteufel, Noeggerath, Pette angehörten, eine kritische Zusammenstellung der Fälle 1927 bis 1930 niedergelegt (Reichsgesundheitsblatt 1931

Nr. 37). Aus Italien bringt Taccone, aus der Schweiz Glanzmann zusammenfassende Berichte. Im Jahre 1931 hat das Hygienekomitee des Völkerbundes in Genf einen Bericht über die postvaccinale Encephalitis veröffentlicht. Außerdem liegen zahlreiche Arbeiten über die Krankheit in Deutschland und anderen Staaten vor,[1] auf die wir hier nicht näher eingehen, da wir uns in der vorliegenden Arbeit ausschließlich mit dem Vorkommen der Krankheit in Österreich befassen und Einzelergebnisse aus anderen Staaten nur gelegentlich zu Vergleichszwecken heranziehen wollen.

Über Fälle von Enc. pv. in Österreich berichtet als erster Lucksch im Jahre 1924, der neben Fällen in der Tschechoslowakei auch solche in Kärnten beschrieb (von Primarius Dr. Folger überwiesen). In mehrfachen weiteren Arbeiten hat Lucksch die klinischen und anatomischen Grundlagen für die Krankheit bearbeitet. Im Jahre 1926 teilt Leiner einige Beobachtungen mit, die er in Wien im Jahre 1925 anstellen konnte. Bedeutsam war eine Mitteilung Dasers über einen kleinen Krankheitsherd im Gebiete von Kufstein in Tirol (1928), den der eine von uns gesehen hat, in welchem der „lokale Faktor" deutlich in Erscheinung trat. Zusammenfassend berichtet Kaiser 1929 (mit Liedl) und 1931 über die in Österreich bis dahin beobachteten Fälle. Über die Erkrankung in Wien und Niederösterreich hat Zappert 1929 eine kurze Mitteilung veröffentlicht. Manche Anregungen brachten Beobachtungen von Reisch über Fälle in Tirol aus dem Jahre 1930, wobei eigenartige „Myoklonismen" bei Kindern festgestellt wurden; in einer vom Volksgesundheitsamte einberufenen Sitzung (Wien, Juni 1930) wurden diese Befunde und die Erfahrungen über die Enc. pv. durch einen Vortrag von Reisch und in einer eingehenden Wechselrede erörtert. Kasuistische Mitteilungen über Fälle von Enc. pv. in Österreich brachten Basch, Bergel, Bienenstein, Gabriel, Priesel, Priesel und Wagner, Widowitz. Auf das Vorkommen abortiver Fälle lenkte Zappert 1930 die Aufmerksamkeit. Interessante Nachuntersuchungen von 27 Wiener Fällen veröffentlichte Kudelka 1930. Schließlich sei noch auf das vortreffliche Übersichtsreferat Knöpfelmachers über die Enc. pv. hingewiesen.

---

[1] In jüngster Zeit (1936) hat Pette im Handbuch der Neurologie von Bumke-Förster (Bd. 13) eine vortreffliche Darstellung der Enc. pv. veröffentlicht.

Österreichische Arbeiten über Encephalitis postvaccinalis.

BASCH: Krankendemonstration der Wiener Gesellschaft für Kinderheilkunde. Wien. med. Wschr. 1930, 47.

BIENENSTEIN: Zur Kenntnis der Encephalitis postvaccinalis. Z. Kinderhk. 1930, 49.

BERGEL: Ein Fall von Encephalitis nach Vaccination bei einer Erwachsenen. Med. Klin. 1929, 49.

DASER: Zur Kenntnis der Encephalitis nach Blatternschutzimpfungen. Mitt. Volksgesundh.amt, Wien 1928, 121.

GABRIEL: Über postvaccinale Encephalitis. Jb. Kinderhk. 1930.

KAISER: Über postvaccinale Erkrankungen des zentralen Nervensystems. Ärztl. Reformzeitung 1933.

— Hat es Störungen der Funktionen des Zentralnervensystems nach Blatternschutzimpfung bereits in früherer Zeit gegeben? Wien. med. Wschr. 1930, 52.

— Über „Gichten, Convulsionen, Zuckungen und Fraisen aus der Zeit der Einimpfung der Blattern in Wien". Wien. klin. Wschr. 1931, 41.

— Die Encephalitis post vacc. in Österreich. Arch. Kinderhk. 1931, 93.

— und LIEDL: Die Encephalitis post vaccinationem mit Berücksichtigung der österreichischen Fälle. Z. Desinf. 1929, 21.

— und ZAPPERT: Nachuntersuchungen bei Encephalitis postvaccinalis. Münch. med. Wschr. 1937, 21, 801.

KNÖPFELMACHER: Encephalitis post vacc. Wien. klin. Wschr. 1930, 4.

— und REITER: Postvaccinale Encephalomyelitis nach subkutaner Impfung. Festschr. Jemma 1934, 1. Bd.

KUDELKA: Nachuntersuchungen von 27 Fällen postvaccinaler Encephalitis. Münch. med. Wschr. 1932, 10.

LEINER: Über zerebrale Erscheinungen im Verlaufe der Kuhpockenimpfung. Med. Klin. 1926, 12.

LUCKSCH: Die Vaccineencephalitis. Med. Klin. 1925, 37.

PRIESEL: Ein Fall von Encephalitis post vacc. Z. Kinderhk. 1928, 46.

— Beitrag zur Encephalitis post vaccinationem. Z. Kinderhk. 1929, 47.

— und WAGNER: Beitrag zur Encephalitis post vaccinationem. Z. Kinderhk. 1930, 49.

REISCH: Zur Klärung der Bedingungen für das Auftreten der Encephalitis post vaccinationem. Wien. klin. Wschr. 1930, 103.

— Klinisch-epidemiologische Erhebungen zur Frage der Encephalomyelitis post vaccinationem. Mitt. Volksgesundh.amt, Wien 1930, 12. (Diskussion: GAMPER, ZAPPERT, HAMBURGER, KNÖPFELMACHER.)

STIEFLER: Die Encephalitis postvaccinalis in Oberösterreich 1930 bis 1937. Vortrag Alpenländ. Ärztetagung 1937, Salzburg. (Manuskript.)

WIDOWITZ: Beitrag zum Problem der postvaccinalen Encephalitis. Arch. Kinderhk. 1930, 92.

ZAPPERT: Die postvaccinale Encephalitis in Wien und Niederösterreich im Jahre 1929. Wien. med. Wschr. 1930, 4.

— Über abortive Formen der Encephalitis post vaccinationem. Wien. med. Wschr. 1930, 45.

ZAPPERT: Der jetzige Stand der Encephalitisfrage im Kindesalter. Wien. klin. Wschr. 1932, 24.
— Über formes frustes der Encephalitis post vaccinationem. Festschr. Jemma 1934, 2. Bd.

1. Übersicht über das Gesamtmaterial.

Die nachfolgenden Untersuchungen beziehen sich auf alle Fälle, die durch Anzeigen bzw. durch Ausfüllen der amtlich ausgegebenen Fragebogen als Enc. pv. oder als Verdacht auf diese Krankheit dem Volksgesundheitsamte gemeldet worden sind. Es wurde in Österreich im Jahre 1927 die Anzeigepflicht für alle encephalitischen Erkrankungen eingeführt, wobei der postvaccinalen Encephalitis besondere Aufmerksamkeit geschenkt wurde. Die Amtsärzte nahmen sich dieser Angelegenheit mit dankenswertem Eifer an; außerdem wurden in den einzelnen Bundesländern Konsiliarärzte zwecks Begutachtung der Fälle bestimmt, und zwar für Wien und Niederösterreich Prof. ZAPPERT, für Oberösterreich Prof. STIEFLER, dem wir zahlreiche wertvolle Gutachten verdanken, für Steiermark Prof. DE CRINIS, für Salzburg Doz. Dr. UNTERSTEINER, für Kärnten Dr. KAUFMANN, für Tirol Assistent Dr. REISCH, für Vorarlberg Doz. Dr. SCHARFETTER. Die Fälle aus Wien und Niederösterreich haben wir beide zum größten Teil selbst gesehen, jene aus Niederösterreich zumeist im Beisein der Landessanitätsinspektoren Hofrat Dr. WEINFURTER und Hofrat Dr. KLING.

Die Neuartigkeit der Krankheit sowie auch die Unsicherheit auf therapeutischem Gebiete veranlaßte viele Ärzte, die Patienten in Krankenhäuser abzugeben. Nach unserer, auf amtlicher Grundlage erfolgten Zusammenstellung sind von 253 angemeldeten Fällen aus den Jahren 1929 bis 1935[1] 133, also mehr als die Hälfte in Krankenhäusern aufgenommen worden, und zwar in Wien (darunter auch Fälle aus Niederösterreich) 54, in Niederösterreich 24, in Oberösterreich 22, in Steiermark 11, in Kärnten 4, in Salzburg 4, in Tirol 13 Fälle und im Burgenland 1 Fall. Es liegen daher recht genaue Krankengeschichten aus Kliniken und Spitalsabteilungen vor, die in bezug auf Symptomatologie und auf Behandlung sehr wertvolle Angaben enthalten.

Die ersten dem Volksgesundheitsamte bekanntgewordenen Fälle von Enc. pv. aus Österreich stammten aus dem Jahre 1925. In diesem

---

[1] Über 24 Fälle der Jahre 1925 bis 1928 liegen Angaben über einen Spitalsaufenthalt nicht vor.

Jahre wurden vier, in den Jahren 1926 und 1927 drei Fälle aus Tirol und Wien gemeldet. Im Jahre 1928 stammten von 17 bekanntgewordenen Fällen sieben aus einem kleinen engbegrenzten Krankheitsherde in der Gegend von Kufstein (Tirol), die anderen aus Wien, Tirol, Niederösterreich, Burgenland. Erst im Jahre 1929 war das ärztliche Interesse an der Krankheit ein derartiges geworden, daß Erkrankungsfälle mit Sicherheit zur amtlichen Kenntnis gelangten. Begreiflicherweise war damit auch bei der bisher unbekannten Krankheit die Gefahr der Falschmeldungen um ein beträchtliches gestiegen. Dieser vorauszusehenden Gefahr ist das Volksgesundheitsamt durch die bereits erwähnte Delegierung von erfahrenen Fachärzten begegnet, die eine möglichst kritische Beurteilung der Fälle gewährleisteten.

Tatsächlich mußten von den als Enc. pv. oder als verdächtig für diese Krankheit gemeldeten Fällen eine Reihe abgelehnt, andere als zweifelhaft verzeichnet werden.

Im ganzen wurden uns von 1925 bis inkl. 1935 277 Krankheitsanzeigen zugewiesen. Davon konnten zum Teil schon auf Grund der beigelegten fachärztlichen Gutachten sieben Fälle ausgeschieden werden. Es handelte sich in fünf Fällen um schwere fieberhafte Impfreaktionen ohne Anzeichen einer organischen Erkrankung des Nervensystems, in einem Fall um eine viele Wochen nach der Impfung aufgetretene Poliomyelitis und einmal um eine auf Grund des Liquorbefundes diagnostizierte Meningitis cerebrospinalis.

Unter den 270 verwertbaren Fällen finden sich 240 sichere und 30 zweifelhafte. Als zweifelhaft haben wir vorerst eine Reihe von Meldungen aus dem Jahre 1929 angesehen, die nur aus dem ausgefüllten amtlichen Anzeigeformular für Infektionskrankheiten bestanden; die dürftigen Daten ließen eine wissenschaftliche Verwertung der Fälle nicht zu. Als zweifelhaft führen wir auch einige Tiroler Fälle aus den Jahren 1929 und 1930, bei denen nur wegen der von Reisch beschriebenen Myoklonismen der Verdacht einer Enc. pv. ausgesprochen worden war. Wenn auch, wie wir noch ausführen werden, die diagnostische Bedeutung dieser myoklonischen Zuckungen noch recht unsicher ist, so hielten wir uns nicht für berechtigt, die entsprechenden Fälle völlig abzulehnen, da sich vielleicht abortive Erkrankungen darunter befinden. Als solche zweifelhafte, vielleicht abortive Formen mußten wir auch einige Beobachtungen mit postvaccinalen, kurz vorübergehenden Gehstörungen ohne schwere Allgemeinerscheinungen ansehen, die an die spinalen Typen der ausgesprochenen Krankheit erinnerten. In zwei Fällen traten nach der Impfung unter Fiebererscheinungen starke Muskelschmerzen mit Schiefhaltung des Kopfes bzw. des Rumpfes auf; gehört dieses Symptom auch nicht zu den Merkmalen der Enc. pv., so glaubten wir doch eine Beziehung zur Impfung nicht ablehnen zu dürfen. Einmal stellte sich nach der Vaccination, ohne wesentliche Allgemeinerscheinungen, eine einseitige Okulomotoriuslähmung ein, die nach sechs Jahren noch erkennbar war; auch diesen Fall wollten wir nicht aus der Reihe scheiden und haben ihn als zweifelhaft geführt. Bei einem Fall war die Diagnose Poliomyelitis nach der Impfung gestellt worden und tatsächlich bestanden einige Wochen nachher noch schlaffe Lähmungen der Beine. Doch war außerdem eine schwere Blasenstörung vorhanden, die Monate später zum Tod führte. Derartige Blasenentzündungen gehören nicht zum Bild der Poliomyelitis, wohl aber zu jenem der Enc. pv., bei welchem auch lang dauernde schlaffe Paresen vorkommen. Der Fall ist also eher als Enc. pv. aufzufassen.

Diese 30 zweifelhaften Fälle haben wir in der Tabelle 1 über das Gesamtmaterial nicht angeführt und sie statistisch nicht verwertet. Nur bei Besprechung der Symptomatologie werden wir auf einzelne Beobachtungen zurückkommen.

Unter die die Grundlage für die vorliegenden Untersuchungen bildenden 240 sicheren Fälle haben wir encephalitische, meningitische und myelitische Formen zusammengefaßt. Wir spannen damit den Rahmen weiter als das oben erwähnte deutsche Gutachten, das die Enc. pv. im strengeren Sinn von meningitischen und anderen postvaccinalen Erkrankungen des Zentralnervensystems trennt, aber wir halten uns zu dieser einheitlichen Auffassung der Fälle nicht nur wegen der gleichartigen äußeren Umstände aller Fälle für berechtigt, sondern auch wegen der Unmöglichkeit, die Erkrankungen im Gehirn, in den Hirnhäuten und im Rückenmark klinisch und anatomisch (McIntosh und Turnbull, Lucksch) voneinander zu trennen. Folgerichtig wäre es, wenn man ähnlich wie in dem deutschen Gutachten nicht von einer Encephalitis postvaccinalis, sondern von postvaccinalen Entzündungen des Zentralnervensystems sprechen würde. Doch wollen wir nicht durch Schaffung neuer Termini Verwirrung stiften und halten mit ausdrücklichem Hinweis auf den erweiterten Sinn an der Bezeichnung der Encephalitis postvaccinalis fest.

Wir bringen nun eine Übersicht (Tab. 1) über unser gesamtes Krankengut nach Beobachtungsjahren, Inkubationszeiten, Geschlecht und Todesfällen. Die zweifelhaften Fälle wurden hierbei nicht berücksichtigt.

Tab. 1. Übersicht.

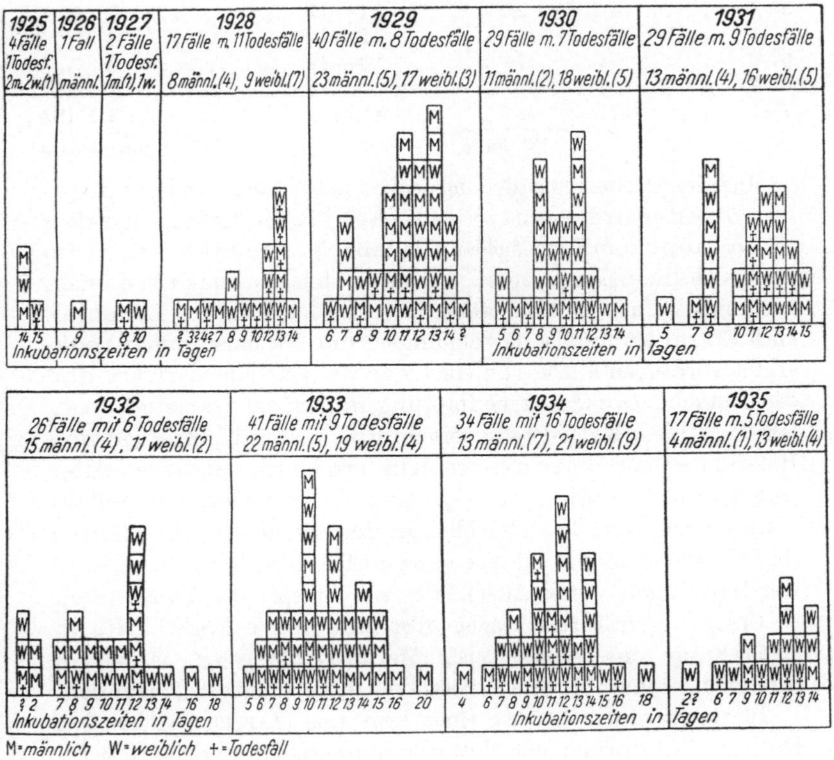

1925	1926	1927	1928	1929	1930	1931
4 Fälle 1 Todesf. 2 m. 2 w. (1)	1 Fall männl.	2 Fälle 1 Todesf. 1 m. (1), 1 w.	17 Fälle m. 11 Todesfälle 8 männl. (4), 9 weibl. (7)	40 Fälle m. 8 Todesfälle 23 männl. (5), 17 weibl. (3)	29 Fälle m. 7 Todesfälle 11 männl. (2), 18 weibl. (5)	29 Fälle m. 9 Todesfälle 13 männl. (4), 16 weibl. (5)

Inkubationszeiten in Tagen

1932	1933	1934	1935
26 Fälle mit 6 Todesfälle 15 männl. (4), 11 weibl. (2)	41 Fälle mit 9 Todesfälle 22 männl. (5), 19 weibl. (4)	34 Fälle mit 16 Todesfälle 13 männl. (7), 21 weibl. (9)	17 Fälle m. 5 Todesfälle 4 männl. (1), 13 weibl. (4)

Inkubationszeiten in Tagen

M = männlich   W = weiblich   + = Todesfall

Daraus ergeben sich:

1925...	4 Fälle mit	1 Todesfall
1926...	1 Fall	
1927...	2 Fälle „ 1 „	
1928...17	„ „ 11 Todesfällen	
1929...40	„ „ 8 „	
1930...29	„ „ 7 „	
	93 Fälle mit 28 Todesfällen	

	93 Fälle mit 28 Todesfällen		
1931...29	„ „ 9	„
1932...26	„ „ 6	„
1933...41	„ „ 9	„
1934...34	„ „ 16	„
1935...17	„ „ 5	„

Somit 240 Fälle mit 73 Todesfällen

Wir werden auf die Übersichtstabelle noch mehrfach zurückkommen.

2. Alter der Erkrankten.

Die 240 Fälle verteilen sich auf folgende Altersstufen:

				133 Fälle
0—1 Jahr	0 Fall	8—9 Jahre	42	„
1—2 Jahre	1 „	9—10 „	29	„
2—3 „	2 Fälle	10—11 „	19	„
3—4 „	2 „	11—12 „	7	„
4—5 „	11 „	12—13 „	4	„
5—6 „	17 „	13—14 „	3	„
6—7 „	32 „	16 „	1 Fall	
7—8 „	68 „	älter	2 Fälle	
	133 Fälle		240 Fälle	

Aus dieser Zusammenstellung ergibt sich ein auffallend geringes Betroffensein der ersten vier Lebensjahre. Im Säuglingsalter ist überhaupt kein Fall gemeldet, aus den folgenden drei Jahren waren nur fünf Fälle bekanntgeworden. Damit ähneln unsere Zahlen jenen aus England und Holland, während in Deutschland von ECKSTEIN auch Erkrankungsfälle im Säuglings- und Kleinkindesalter beobachtet worden sind. Diese Unterschiede werden dadurch erklärt, daß das deutsche Impfgesetz die Impfung in dem auf das erste Lebenjahr folgenden Kalenderjahr vorschreibt, während in England und Holland die Impfungen meist bei Kindern im schulpflichtigen Alter vorgenommen werden. So zeigt eine Altersstatistik des holländischen Berichtes, daß tatsächlich in den ersten drei Lebensjahren ein Fall von Enc. pv. auf eine ganz außerordentlich größere Zahl von Impflingen dieses Alters fällt als in späteren Altersstufen.

Unser eigenes Krankengut gibt kaum eine Möglichkeit, in dieser Frage eine entscheidende Meinung abzugeben, da wir in Österreich nicht über eine Altersstatistik der Geimpften verfügen.

In einem unter Leitung eines von uns (ZAPPERT) stehenden Kinderambulatorium mit Mutterberatungsstelle war die Altersverteilung der Geimpften in zirka 20 Jahren folgende:

0—1 Jahr	666			3399
1—2 Jahre	745	8—9 Jahre		26
2—3 „	677	9—10 „		30
3—4 „	429	10—11 „		30
4—5 „	317	11—12 „		32
5—6 „	385	12—13 „		28
6—7 „	135	13—14 „		18
7—8 „	45	14—15 „		1
	3399			3564

Stellen diese Zahlen auch nur einen überaus kleinen Bruchteil der Wiener Impfungen dar, so zeigen sie doch eine recht erhebliche Beteiligung des Säuglings- und des Kleinkindesalters an den Impfungen. Mit Vorbehalt darf man wohl in dieser Verteilung der Altersstufen ein annäherndes Bild der Wiener Verhältnisse erblicken. Hält man dem entgegen, daß in Wien in den Jahren 1925 bis 1935 nur drei Fälle von Enc. pv. bei Kindern bis zum vollendeten dritten Lebensjahre bekanntgeworden sind, so darf man vielleicht den Schluß ziehen, daß auch unser spärliches Vergleichsmaterial für eine relative Immunität des Säuglingsalters und des ersten und zweiten Lebensalters gegenüber der Enc. pv. spricht.

3. Geschlecht.

Bei unseren Fällen ergibt sich ein Verhältnis der männlichen zu den weiblichen Kranken wie 113 : 127. Dieses Überwiegen der Mädchen kommt auch in ausländischen Statistiken zum Ausdruck, so in Holland (116 männlich zu 130 weiblich) und England (42 männlich zu 48 weiblich, englischer Komiteebericht 1930). Die Ursache liegt wohl in der bekannten geringeren Widerstandsfähigkeit des weiblichen Geschlechts gegenüber der Vaccineinfektion. Mit dem in den meisten europäischen Staaten zu beobachtenden Überwiegen der weiblichen Individuen gegenüber den männlichen kann dies nicht zusammenhängen, denn in Österreich würde sich bei einer Einwohnerzahl von rund 3 250 000 männlichen und rund 3 510 000 weiblichen Personen (1934) das Verhältnis der erkrankten Knaben zu den Mädchen nur wie 113 : 122 stellen. Auch bei den Sterbezahlen macht sich, wie wir noch hören werden, die größere Anfälligkeit des weiblichen Geschlechts bemerkbar.

4. Jahreszeiten.

In Österreich verteilen sich die Krankheitsfälle von 1925 bis 1935 auf folgende Monate:

			217 Fälle
März	1 Fall	August	2 „
April	9 Fälle	September	7 „
Mai	76 „	Oktober	6 „
Juni	98 „	November	6 „
Juli	33 „	Dezember	2 „
	217 Fälle		240 Fälle

Die Tatsache, daß bei uns die öffentlichen, unentgeltlichen Impfungen vorwiegend in den Monaten Mai, Juni und Juli vorgenommen werden, kommt in dieser Zusammenstellung deutlich zum Ausdruck. Um sich zu überzeugen, ob nicht ein „Sommerfaktor" das Auftreten der Enc. pv. begünstige, wurde versuchsweise ein Teil der öffentlichen Impfungen auf den Spätherbst verlegt; doch traten auch in diesen Monaten Erkrankungsfälle auf.

5. Art der Impfung.

Wenn auch darüber kein Zweifel mehr besteht, daß weder die Beschaffenheit des Impfstoffes noch die Technik der Impfung auf das Entstehen der Enc. pv. einen Einfluß besitzen, versuchten wir doch, uns über die Art der Impfung in unseren Fällen zu orientieren.

Eine Notiz über die Zahl der gesetzten Impfstellen bzw. der aufgegangenen Pusteln finden wir nur in 85 Fällen. Ein großer Teil dieser Angaben stammt aus Obduktionsprotokollen, wo neben anderen Befunden auch die Zahl der Impfpusteln bzw. -borken verzeichnet ist. Es ist daher nicht möglich, aus der Anzahl der Impfpusteln Schlüsse auf die Schwere der Krankheit zu ziehen.

Die Impfungen erfolgten in der überwiegenden Mehrzahl der Fälle durch kutane Impfschnitte am Arm, seltener am Bein. In drei Fällen war eine intra- bzw. subkutane Injektionsimpfung vorangegangen. Bei einem Kind aus der Beobachtung DASERS war die Infektion durch Vaccineübertragung von einem geimpften Bruder zustande gekommen.

Wir fanden:

1 Pustel	in	24 Fällen
2 Pusteln	„	36 „
3 „	„	18 „
4 „	„	3 „
Intrakutane, bzw. Subkutane Impfung .	„	3 „
Vaccineübertragung	„	1 Fall
		85 Fälle

Man ersieht aus dieser kleinen Zusammenstellung, daß die Enc. pv. bei jeder Anzahl von Pusteln und nach jeder Form der Vaccination auftreten kann.

6. Revaccinationsfälle.

Daß Wiedergeimpfte an Enc. pv. erkranken können, wird mehrfach gemeldet. Auch in unseren Krankengeschichten finden wir wiederholt die Angabe einer Zweitimpfung. Von diesen Fällen scheiden einige von vornherein aus, da bei ihnen ausdrücklich vermerkt ist, daß die Erstimpfung nicht gehaftet hatte, so daß die spätere Vaccination als Erstimpfung anzusehen ist.

In dem Bericht von KAISER und LIEDL finden sich ferner vier Fälle aus den Jahren 1925 bis 1928 mit der Angabe einer Revaccination. Die Impfreaktion war in diesen Fällen zeitlich und lokal wie bei einer Erstimpfung verlaufen, die nach 10, 12, 13 und 14 Tagen einsetzende Enc. pv. hatte einen schweren, in drei Fällen einen tödlichen Verlauf. Über das Vorhandensein älterer Impfnarben oder früherer Impfzeugnisse ist nichts bekannt. Man kann diese Fälle demnach nicht als sichere Beweise für das Auftreten einer Enc. pv. nach Revaccination ansehen.

Die Mitteilung einer Zweitimpfung wurde auch bei einer 22jährigen Frau gemacht (1929, Fall 18), auf deren von BERGEL ausführlich beschriebene Krankengeschichte wir noch zurückkommen werden. An dieser Stelle sei nur erwähnt, daß die Impfpusteln sich nach acht Tagen bis zu Groschengröße mit breiten entzündlichen Höfen und Schwellung der Achseldrüsen entwickelten und daß die Borken nach drei Wochen abfielen. Die Mutter gibt an, daß die Patientin im sechsten Lebensjahr zum erstenmal geimpft worden sei und daß sich damals unter entzündlicher Reaktion Schutzpocken gebildet hätten. Doch ist von Narben nichts zu sehen, und es ist recht naheliegend anzunehmen, daß es sich damals um eine andere Schutzimpfung (das Kind lebte damals am Balkan) oder um eine Pirquetprobe gehandelt habe. Der typische Verlauf der Impfreaktion entspricht einer Erstimpfung.

Auch drei andere Fälle von angeblicher Wiederimpfung (1930, Fall 25, 12$^1/_2$jähriger Knabe; 1932, Fall 13, 12jähriges Mädchen; 1933, Fall 16, 13jähriger Knabe) können nicht als sichere Beweise für das Vorkommen einer Enc. nach Revaccination angesehen werden. In einem Fall vermerkt die Krankengeschichte ausdrücklich das Fehlen von Impfnarben und hebt die starke Lokalreaktion mit Fieber und Schwellung des Armes hervor; es wird von den untersuchenden Ärzten die Vermutung ausgesprochen, daß die angeblich zweimaligen vorhergegangenen Impfungen Pirquetproben gewesen seien. Bei dem anderen Kinde wird angegeben, daß angeblich vor sieben Jahren eine Impfung stattgefunden habe, doch wird hervorgehoben, daß die diesmaligen Impfpusteln stark aufgegangen seien und zu beträchtlicher Schwellung des Armes und der benachbarten Brusthaut geführt haben. Auch bei dem dritten Fall, der angeblich vor sechs Jahren erstgeimpft worden war, wird die sehr starke lokale Impfreaktion und das Vorhandensein eines Impfexanthems hervorgehoben. In allen diesen Fällen spricht der lokale Verlauf der Impfung gegen eine Revaccination.

Beachtenswert ist der folgende Fall:

1.[1] 1934, Fall 2, Krankenpflegerin, 42 Jahre, Wien (Franz-Josef-Spital). — Angeblich fünfmal geimpft, die letzten Male 1917 und 1929 ohne Erfolg. Narben am Arme sichtbar. 9 Tage nach der Revaccination Kopfschmerz, Schwindel, Erbrechen, Rückenschmerzen, Nackensteifigkeit, Temperatur bis 38,5°, Liquor starker Druck, $2/3$ Zellen, sonst negativ. Als Impfreaktion kleine entzündliche Knötchen. Kein schweres Krankheitsbild. Dauer kaum eine Woche.

Hier liegt ein zweifelloser Revaccinationsfall vor. Doch war das Krankheitsbild recht schwach ausgeprägt und fand wohl nur deswegen Beobachtung, weil die Patientin eine im Spitalsdienst stehende Schwester gewesen war.

Der Vollständigkeit halber sei hier noch ein Fall angeführt, den wir als zweifelhaft ansehen und in unsere sonstigen Zusammenstellungen nicht aufgenommen haben.

1934, Fall 31, Soldat, 32 Jahre, Steiermark (Rotes-Kreuz-Spital, Wagna). — Schon früher oft Klagen über häufige heftige Kopfschmerzen und sonstige nervöse Beschwerden. Vor 2 Jahren Blinddarmoperation. Am 24. VI. „Blatternrevaccination". Angaben über frühere Impfung oder über Impfnarben fehlen. 8. VII. Erkrankung mit Kopfschmerzen, Schnupfen, heftigen Koliken, Verdacht auf Lues, Schmerzen namentlich in der rechten Brust- und Bauchseite, Druckempfindlichkeit im rechten Hypochondrium.

---

[1] Die schlagwortartig skizzierten Krankengeschichten sind mit fortlaufenden Nummern versehen, auf die gelegentlich im Text verwiesen wird. Wird ein Fall mehrere Male angeführt, so behält er die bei der ersten Beschreibung erhaltene Nummer. Die Bezeichnung 19.. Fall .. bezieht sich auf die Fragebogen des Bundesministeriums für Soziale Verwaltung. Zweifelhafte Fälle sind in die Numerierung nicht einbezogen.

Temperatur unter 38°. Später Opisthotonus, Akkommodationsstörung, Deviation der Bulbi nach rechts. Reflexe namentlich links sehr lebhaft. Krankheitsdauer zirka 3 Wochen. Gebessert entlassen.

Der Fall ist klinisch so vielgestaltig, daß man die sichere Diagnose einer Enc. pv. nicht stellen kann. Über frühere Impfungen fehlen zwar Angaben, doch ist es recht wahrscheinlich, daß bei dem schon längere Zeit im Militärdienst stehenden Mann („Zugsführer") Impfungen vorangegangen waren.

Überblicken wir die Fälle von Enc. pv., die uns mit der Angabe einer Revaccination überwiesen wurden, so können wir nur den leichten Fall der Krankenschwester als unzweifelhaft anerkennen. Alle anderen Fälle entbehren des Beweises früher vorgenommener Vaccinationen und zeigen z. T. Impfreaktionen wie bei einer Erstimpfung. Diese eigenen Erfahrungen mahnen auch zur Kritik betreffs vielfach in ausländischen Mitteilungen wiederkehrender Berichte über Enc. pv. nach Revaccinationen. Daß die Krankheit nach Wiederimpfung auftreten könne, darf nicht in Abrede gestellt werden, doch ist dieses Ereignis wohl seltener, als man es bei Durchsicht des einschlägigen Schrifttums vermuten würde.

7. Todesfälle.

Unter 240 sicheren Erkrankungen haben wir 73 Verstorbene. Es würde dies eine Sterbeziffer von 30,4% ergeben. Diese Zahl entspricht ungefähr den Angaben aus Holland (1932, 30,8%) und Deutschland (ECKSTEIN 34,8%), während aus England (erster Bericht) 58% Todesfälle gemeldet wurden.

Derartige summarische Prozentzahlen der Todesfälle dürften wohl kaum ein zutreffendes Bild der Sterblichkeit innerhalb bestimmter Gebiete ergeben. Es ist naheliegend, daß leichte Fälle eher unangemeldet bleiben als tödliche, und es ist verständlich, daß dort, wo sich Erkrankungen und Todesfälle in einem eng begrenzten Bezirk abspielen, die Prozentzahlen der Verstorbenen enorme Höhen erlangen müssen. Wenn DASER im Jahre 1928 bei sieben Fällen aus der Kufsteiner Gegend eine Letalität von 71,4% errechnet, so beweist dies wohl eine besondere Bösartigkeit dieser Erkrankungen, aber man darf daraus keine Schlüsse auf die allgemeine Sterblichkeitsverhältnisse bei Enc. pv. tun. Durch alleinige Anführung dieser Sterbeziffer, wie dies BISCHOFF in einer jüngst erschienenen Monographie über Krämpfe im Kindesalter bei Besprechung der Prognose der Enc. pv. getan hat, kann leicht eine unrichtige Belehrung der Leser zustande kommen.

Mit diesen Vorbehalten wollen wir die zeitlichen und örtlichen Verschiedenheiten der Todesfälle an Enc. pv. in den Beobachtungsjahren und in den einzelnen Bundesländern verfolgen.

Zeitlich lassen sich, wenn wir nur die absoluten Zahlen heranziehen, manche Verschiedenheiten feststellen (s. Tab. 2, S. 16). So wurden in Wien in den Jahren 1925 bis 1931 unter 32 Krankheitsfällen fünf Todesfälle beobachtet, während in den Jahren 1932 bis 1935 von 18 Erkrankten keiner starb. In Tirol wurden in den Jahren 1925 bis 1930 unter 25 Erkrankungen 14, in den Jahren 1931 bis 1935 unter sieben gemeldeten Krankheitsfällen zwei Todesfälle festgestellt. Demgegenüber weist Oberösterreich in den Jahren 1929 bis 1931 21 Erkrankungen und fünf Todesfälle, in den Jahren 1932 bis 1935 42 Erkrankungen mit 19 Sterbefällen auf. Trotz der obigen Überlegungen und trotz des Rückganges der Impfungen in Tirol und in Wien deuten diese Zahlen doch auf eine zeitliche Ungleichmäßigkeit betreffs der Lebensgefährlichkeit der Enc. pv. hin.

Deutlicher kommt die örtliche Verschiedenheit der letal endigenden Fälle in Österreich zum Ausdruck. Es starben 1925 bis 1935 in

Wien	5 Fälle von	50 Erkrankungen,	d. s.		10%
Niederösterreich	15 „ „	52	„	, „ „	28,8%
Oberösterreich	24 „ „	63	„	, „ „	38%
Steiermark	4 „ „	24	„	, „ „	16%

Bei nicht großen Schwankungen in der Anzahl der Erkrankten in Wien, Niederösterreich und Oberösterreich weist die Reichshauptstadt fast um ein Drittel weniger Todesfälle als Niederösterreich und fast um ein Viertel weniger als Oberösterreich auf. Man darf also wohl sagen, daß in Wien die Krankheit bedeutend milder aufgetreten ist als in den anderen angeführten Bundesländern und daß Oberösterreich unverhältnismäßig schwer von der Enc. pv. befallen gewesen ist.

In bezug auf die Altersstufen verteilen sich die Todesfälle folgendermaßen (Zahl der Erkrankungen in Klammern):

<table>
<tr><td></td><td></td><td></td><td></td><td>41 (133)</td></tr>
<tr><td>0—1 Jahr</td><td>0 (0)</td><td>8—9 Jahre</td><td>13 (42)</td></tr>
<tr><td>1—2 Jahre</td><td>0 (1)</td><td>9—10 „</td><td>11 (29)</td></tr>
<tr><td>2—3 „</td><td>0 (2)</td><td>10—11 „</td><td>1 (19)</td></tr>
<tr><td>3—4 „</td><td>1 (2)</td><td>11—12 „</td><td>6 (7)</td></tr>
<tr><td>4—5 „</td><td>4 (11)</td><td>12—13 „</td><td>1 (4)</td></tr>
<tr><td>5—6 „</td><td>4 (17)</td><td>13—14 „</td><td>0 (3)</td></tr>
<tr><td>6—7 „</td><td>12 (32)</td><td>16 „</td><td>0 (1)</td></tr>
<tr><td>7—8 „</td><td>20 (68)</td><td>älter</td><td>0 (2)</td></tr>
<tr><td></td><td>41 (133)</td><td></td><td>73 (240)</td></tr>
</table>

Eine deutliche Beziehung zwischen einer bestimmten Altersstufe und den Todesfällen läßt sich aus dieser Zusammenstellung kaum erschließen. Wenn man etwa aus dem Umstande, daß von sieben Elf- bis Zwölfjährigen sechs gestorben sind, eine stärkere Lebensgefährdung älterer Kinder folgern wollte, so muß dem das Verhalten der nächstniedrigeren und nächsthöheren Altersklasse entgegengehalten werden, in denen (Zehn- bis Elfjährige) auf 19 Erkrankte ein bzw. auf vier Erkrankte (Zwölf- bis Dreizehnjährige) ebenfalls ein Todesfall vorgekommen ist.

Bezüglich des Geschlechts ergeben sich folgende Zahlen:

Mädchen .... erkrankt 127, gestorben 40, d. s. 31,5%
Knaben ....   „   113,   „   33, „   „   29,2%

Mädchen scheinen demnach, wie wir dies bereits S. 9 erwähnt haben, nicht nur eine geringere Widerstandskraft gegen die Infektion zu besitzen, sondern erliegen dieser auch leichter als männliche Individuen.

8. Verbreitung der Fälle in Österreich.

Zum Studium der wichtigen Frage nach der Verbreitung der Enc. pv. in Österreich geben uns die Fragebögen brauchbare Handhaben, da in diesen Ort, Gemeinde, politischer Bezirk, Bundesland verzeichnet sind. Wir bringen eine Zusammenstellung der Erkrankungen und Todesfälle in den einzelnen Bundesländern (Tab. 2).

In dieser Zusammenstellung tritt uns Oberösterreich als das stärkst befallene Land entgegen, dem sich in der Reihenfolge der Erkrankungssummen Niederösterreich, Wien, Tirol, Steiermark, Kärnten, Salzburg, Vorarlberg und Burgenland anschließen. Nach der Einwohnerzahl würde

Tab. 2. Erkrankungen und Todesfälle in den einzelnen Bundesländern
(Todesfälle in Klammern).

	1925	1926	1927	1928	1929	1930	1931	1932	1933	1934	1935	Summe	
												Erkran-kungen	Todes-fälle
Wien	3	1	—	4 (2)	10	6 (2)	8 (1)	2	9	5	2	50	5
Niederösterreich	—	—	—	3 (2)	10 (2)	7	7 (3)	7 (2)	6 (2)	9 (4)	3	52	15
Oberösterreich..	—	—	—	—	3	8 (1)	10 (4)	7 (1)	13 (5)	14 (10)	8 (3)	63	24
Steiermark	—	—	—	—	4 (1)	2	2 (1)	5	6 (1)	3 (1)	2	24	4
Kärnten	—	—	—	—	3 (1)	1 (1)	—	2 (1)	2	—	—	8	3
Salzburg.......	—	—	—	—	—	—	—	1 (1)	2	—	2 (2)	5	3
Tirol	1 (1)	—	2 (1)	9 (6)	9 (4)	4 (2)	2	1	3 (1)	1 (1)	—	32	16
Vorarlberg	—	—	—	—	—	—	—	1 (1)	—	2	—	3	1
Burgenland	—	—	—	1 (1)	1	1 (1)	—	—	—	—	—	3	2
Summe	4 (1)	1	2 (1)	17 (11)	40 (8)	29 (7)	29 (9)	26 (6)	41 (9)	34 (16)	17 (5)	240	73

sich die Reihenfolge der Bundesländer folgendermaßen stellen (Volkszählung 1923):

Wien	(rund)	1 866 000
Niederösterreich	(„)	1 480 000
Steiermark	(„)	979 000
Oberösterreich	(„)	876 000
Kärnten	(„)	371 000
Tirol	(„)	314 000
Burgenland	(„)	286 000
Salzburg	(„)	223 000
Vorarlberg	(„)	140 000

Es deckt sich also keineswegs die Erkrankungsziffer an Enc. pv. in den einzelnen Bundesländern mit der Einwohnerzahl. Doch darf diese Gegenüberstellung nicht allzu hoch bewertet werden, da bei uns mangels eines Impfgesetzes Schlüsse von der Anzahl der Bewohner auf jene der Geimpften nicht möglich sind. Auch eine zuverlässige Impfstatistik über die vorgenommenen Vaccinationen gibt es bei uns nicht.

Die einzigen genauen, auf die Impfungen bezüglichen Zahlen sind die Aufzeichnungen der Wiener Impfstoffgewinnungsanstalt über die in jedem Jahr und an jedes Bundesland abgegebenen Impfstoffportionen. Freilich darf man auch daraus keine weitgehenden Schlüsse ziehen, da erfahrungsgemäß kaum die Hälfte der angeforderten Portionen ausgenutzt wird. Trotzdem sind diese Zahlen recht lehrreich. Sie zeigen nämlich, daß in den meisten Bundesländern die Zahl der verlangten Impfstoffportionen innerhalb der Jahre 1929 bis 1935 deutlich zurückgegangen ist. Am meisten ist dies in Tirol der Fall, wo im Jahre 1929 10910, im Jahre 1935 3675 Impfstoffröhrchen verlangt wurden. Auch in Wien ist die Anzahl der ausgegebenen Portionen von 185665 im Jahre 1929 auf 78695 im Jahre 1935 herabgesunken. Nur im Burgenland, wo noch aus der Zeit der ungarischen Herrschaft die gesetzlich eingeführte Impfung gewissenhaft gehandhabt wird, und in Vorarlberg hat sich die Zahl der ausgegebenen Portionen nicht verringert. Wie weit der in diesen Zahlen zum Ausdruck kommende Rückgang der Impftätigkeit mit der Geburtenverringerung und wie weit er mit einer Abneigung gegen die Impfung zusammenhängt, möchten wir hier nicht erörtern. Sicherlich liegt in dieser Verringerung des Impfschutzes der Bevölkerung eine große gesundheitliche Gefahr, die durch eine

Notimpfung, wie vielfach irrtümlich angenommen wird, nicht behoben werden kann.

Erlauben also die Ziffern über die abgegebenen Impfstoffportionen keine Schlüsse auf die tatsächlich erfolgten Vaccinationen, so erscheinen sie doch zu Vergleichszwecken verwertbar. Es entfallen auf 100000 abgegebene Impfstoffportionen in den Jahren 1929 bis 1934 in

Wien	6,4	Erkrankungen
Niederösterreich	9,1	,,
Oberösterreich	24,3	,,
Steiermark	8,1	,,
Kärnten	5,7	,,
Salzburg	6,5	,,
Tirol	42,5	,,
Vorarlberg	10,6	,,
Burgenland	1,4	,,

Auch bei Berücksichtigung der Fehlerquellen ist diese Zusammenstellung beachtenswert. Die Höhe der Ziffern in Tirol und Oberösterreich ist eine so beträchtliche, daß man darin wohl keinen Zufall erblicken darf. Selbst wenn man von den 20 Tiroler Fällen der Jahre 1929 bis 1934 die neun Fälle einer lokalen Häufung im Jahre 1929 abziehen wollte, entfallen in diesem Bundesland noch immer 25,3 Fälle auf 100000 abgegebene Impfstoffportionen. In den anderen Bundesländern sind die Erkrankungsziffern nicht so verschieden, um daraus Schlüsse ziehen zu dürfen.

Beachtenswert sind die Verhältnisse im Burgenland, wo auf 100000 abgegebene Impfstoffportionen nur 1,4 Erkrankungen fallen. Wenn man berücksichtigt, daß das Burgenland das einzige Bundesland ist, in dem in Österreich die Schutzimpfung obligatorisch ist, so daß tatsächlich alle Kinder im Alter von ein bis zwei Jahren geimpft werden, so ist es höchst bemerkenswert, daß dieses Bundesland von der Enc. pv. am meisten verschont geblieben ist. Ob hier territoriale Einflüsse eine Rolle spielen — das benachbarte Ungarn ist auch als fast frei von der Enc. pv. zu bezeichnen — oder ob die systematische, im frühen Lebensalter vorgenommene Impfung an diesem Verschontbleiben der sehr jungen Impflinge ursächlich beteiligt ist, kann nicht mit Sicherheit beurteilt werden.

Die Tatsache eines das Auftreten der Erkrankung begünstigenden „lokalen Faktors" geht schon aus dieser

Zusammenstellung unzweifelhaft hervor und wird sich bei dem Studium der Verteilung der Fälle in den einzelnen Bundesländern noch weiter beweisen lassen. Tirol und Oberösterreich erscheinen als die am stärksten betroffenen Bundesländer.

Im folgenden soll nun auf die Verteilung der Fälle in den einzelnen Bundesländern und politischen Bezirken des näheren eingegangen werden.

Wien 1929 bis 1935, 42 Fälle.[1]

I. Bezirk	0 Fall	
II. „	1 „	(33)
III. „	1 „	(31)
IV. „	1 „	(29)
V. „	2 Fälle	(31, 33)
VI. „	0 Fall	
VII. „	1 „	(32)
VIII. „	0 „	
IX. „	3 Fälle	(31, 33, 33)
X. „	1 Fall	(34)
XI. „	3 Fälle	(29, 33, 34)
XII. „	3 „	(29, 30, 31)
XIII. „	5 „	(29, 30, 33, 33, 34)
XIV. „	3 „	(29, 30, 34)
XV. „	1 Fall	(30)
XVI. „	4 Fälle	(29, 30, 31, 31)
XVII. „	1 Fall	(32)
XVIII. „	3 Fälle	(29, 29, 35)
XIX. „	2 „	(31, 33)
XX. „	3 „	(29, 34, 35)
XXI. „	4 „	(29, 30, 31, 33)

42 Fälle

In Wien fällt vor allem die recht große Zahl der Erkrankungen auf, die sich, wenn man die Jahre 1925 bis 1928 hinzurechnet (die Wohnbezirke dieser Fälle waren nicht leicht zu erfragen), auf 50 steigern. Über diese starke Beteiligung der Reichshauptstadt an den österreichischen Erkrankungsziffern werden wir noch sprechen.

Bei der Verteilung der Erkrankungen in den einzelnen Wiener Bezirken könnte man den Eindruck gewinnen, daß die vorwiegend ländlichen Bezirke (der kleine XI., der XIII., XVIII., XXI.)

---

[1] Das Jahr der Erkrankung ist hier und in den nachfolgenden Zusammenstellungen in Klammern angegeben.

besonders stark betroffen seien. Doch zeigen andere Stadtteile, die sich weit in die Wald- und Hügelgrenzen der Stadt hinausziehen, wie der XVII. und XIX., nur wenig Erkrankungen.

Niederösterreich 1928 bis 1935, 52 Fälle.

St. Pölten-Stadt (31 600)[1]	2 Fälle	(30, 32)
Wr. Neustadt (37 000)	1 Fall	(34)
Amstetten (82 200)	6 Fälle	(29, 31, 32, 32, 34, 34)
Baden (58 400)	1 Fall	(29)
Bruck a. L. (74 200)	5 Fälle	(29, 29, 29, 31, 34)
Gänserndorf (61 800)	2 „	(30, 33)
Gmünd (51 000)	1 Fall	(29)
Hietzing-Umgebung (87 800)	3 Fälle	(29, 33, 34)
Hollabrunn (73 000)	1 Fall	(30)
Horn (40 700)	1 „	(32)
Krems (79 600)	1 „	(34)
Mödling (72 600)	2 Fälle	(28, 33)
Neunkirchen (75 200)	10 „	(28, 28, 31, 31, 31, 33, 33, 33, 34, 34)
Pögstall (33 800)	2 „	(30, 30)
St. Pölten-Land (97 300)	2 „	(30, 32)
Scheibbs (35 600)	1 Fall	(31)
Tulln (71 700)	4 Fälle	(29, 29, 29, 31)
Waidhofen a. Ybbs (53 000)	1 Fall	(34)
Waidhofen a. Th. (37 300)	1 „	(30)
Wr. Neustadt-Land (74 600)	3 Fälle	(31, 35, 35)
Zwettl (46 300)	2 „	(31, 35)

52 Fälle

Die Verteilung der Fälle in Niederösterreich ist eine ganz ungleichmäßige. Daß manche politischen Bezirke (wie Floridsdorf, Korneuburg, Melk, Mistelbach) ganz frei von Erkrankungen sind, kann vielleicht mit einer verminderten Impftätigkeit in diesen Bezirken zusammenhängen. Hingegen ist die Häufung der Fälle in manchen Verwaltungsbezirken, so namentlich in Neunkirchen, Amstetten, Bruck a. L., Tulln, bemerkenswert. Noch auffallender ist es — was in obiger Aufstellung nicht zum Ausdruck kommt —, daß die Erkrankungen in manchen kleinen Territorien gehäuft aufgetreten sind. So fanden sich in Ternitz (8400 Einwohner, Bezirk Neunkirchen) drei, in Fischamend (2600 Einwohner, Bezirk Bruck a. L.) zwei sichere und ein zweifelhafter

---

[1] Die hier und in den folgenden Aufzeichnungen in Klammern eingefügten Einwohnerzahlen der politischen Bezirke entsprechen abgerundet den Angaben des Österreichischen Amtskalenders 1934.

Fall, in Zeiselmauer (600 Einwohner, Bezirk Tulln), in Statzersdorf (1050 Einwohner, Bezirk St. Pölten), in Lanzenkirchen (2500 Einwohner, Bezirk Wr. Neustadt) je zwei Fälle vor. Die Ortsgebundenheit und Bevorzugung kleiner Orte ist durch diese Beispiele recht deutlich erwiesen; es stimmt dies mit Berichten aus Holland und England überein.

Oberösterreich 1929 bis 1935, 63 Fälle.

Linz-Stadt (120000) ..	4 Fälle	(29, 33, 33, 33)
Braunau (64000)	2 ,,	(31, 34)
Efferding (21500)	1 Fall	(34)
Gmunden (66800)	2 Fälle	(30, 32)
Grieskirchen (48800)..	8 ,,	(30, 30, 32, 33, 33, 34, 34, 35)
Kirchdorf a. K. (35000)	1 Fall	(34)
Linz-Land (48000) ...	5 Fälle	(30, 32, 32, 32, 34)
Perg (42000).........	3 ,,	(29, 30, 30)
Ried a. Inn (49000) ..	9 ,,	(30, 30, 31, 31, 32, 33, 33, 34, 34)
Rohrbach (50200)	2 ,,	(31, 31)
Schärding (45000)....	1 Fall	(34)
Steyr (57200)........	10 Fälle	(29, 31, 31, 34, 35, 35, 35, 35, 35, 35)
Urfahr (41400)	2 ,,	(33, 33)
Vöcklabruck (75800)..	7 ,,	(30, 31, 32, 33, 33, 34, 34)
Wels (57000)	6 ,,	(31, 33, 33, 34, 34, 35)

63 Fälle

Keine Meldungen liegen nur aus dem politischen Bezirk Freistadt vor.

Die Erkrankungsfälle in Oberösterreich lassen lokale Häufungen deutlich erkennen. Die Bezirke Steyr (Stadt und Land), Ried, Grieskirchen, Vöcklabruck sind am stärksten betroffen; die Stadt Linz weist nahezu ebensoviel Fälle auf wie deren Landbezirk. Auch in Oberösterreich ebenso wie in Niederösterreich ist eine Häufung von Fällen in kleinen Gemeinden zu erkennen, wobei sowohl in demselben als in verschiedenen Jahren Erkrankungen aufgetreten sind. Von acht Fällen des Bezirkes Grieskirchen entfallen zwei auf eine kleine Ortschaft Breitwies, drei auf die Gemeinde Geboltenkirchen (zirka 1600 Einwohner). Von den zehn Fällen aus Steyr und Umgebung wurden zwei in Großraming (2600 Einwohner), vier im Dorfe Neustift (1370 Einwohner), zwei in der kleinen Ortschaft Sippachzell (zirka 1290 Einwohner) beobachtet. Von den neun Fällen des Rieder Bezirks betrafen fünf den engeren Gerichtsbezirk Ried, zwei eine kleine Ortschaft Oberberg (1600 Einwohner). Die Häufung der Enc. pv. in manchen Gegenden und in kleinen Gemeinden kommt also auch in Oberösterreich deutlich zum Vorschein.

Nachträge bei der Korrektur.

Im Jahre 1937 wurden in Großraming und in Neustift alle Kinder von demselben Arzt wie in den Vorjahren subcutan geimpft, ohne daß ein Erkrankungsfall aufgetreten ist.

Prof. Dr. STIEFLER in Linz, der Konsiliarius des Bundesministeriums für soziale Verwaltung in Oberösterreich, hat seine reichen Erfahrungen über postvaccinale Encephalitis in Oberösterreich in einem Vortrag bei der Alpenländischen Ärztetagung in Salzburg 1937 mitgeteilt und die Freundlichkeit gehabt, einen von uns in sein Manuskript Einsicht nehmen zu lassen. Da STIEFLER seinen Untersuchungen andere Jahre zugrunde legt als wir (1930 bis 1937), decken sich die von ihm gebrachten Zahlen nicht mit den unseren. Sonst bilden seine Mitteilungen im wesentlichen eine erfreuliche Bestätigung unserer Erfahrungen.

Steiermark 1929 bis 1935, 24 Fälle.

Graz-Stadt (153000)	3 Fälle	(30, 31, 32)
Bruck a. M. (93400)...............	3 „	(29, 32, 35)
Deutsch-Landsberg (54500)	6 „	(30, 32, 32, 32, 33, 33)
Feldbach (84700)..................	1 Fall	(34)
Graz-Umgebung (157200)	3 Fälle	(29, 33, 34)
Gröbming (31500)	1 Fall	(33)
Hartberg (55500)..................	3 Fälle	(29, 29, 31)
Leibnitz (92400)..................	1 Fall	(33)
Leoben (70000)	3 Fälle	(33, 34, 35)
	24 Fälle	

Aus den politischen Bezirken Judenburg, Liezen, Murau, Weiz liegen keine Meldungen vor. In Steiermark kommt die lokale Häufung namentlich im Bezirk Deutsch-Landsberg zur Geltung, wo innerhalb von vier Jahren fünf Erkrankungen im Gerichtsbezirk Stainz (16300 Einwohner) zur Beobachtung gelangt sind.

Kärnten 1929 bis 1935, 8 Fälle.

Klagenfurt-Stadt (27500)	1 Fall	(33)
Klagenfurt-Land (70300)	3 Fälle	(29, 29, 32)
St. Veit a. Gl. (55000).............	2 „	(32, 33)
Villach-Stadt (22100).............	1 Fall	(30)
Villach-Land (50800)	1 „	(29)
	8 Fälle	

Von diesen spärlichen Fällen stammen zwei des Klagenfurter Landbezirks aus dem kleinen Ort St. Peter (2200 Einwohner) und zwei des Bezirks St. Veit a. Gl. aus dem fern von den großen Verkehrsstraßen liegenden Ort Metnitz (1930 Einwohner). Die politischen Bezirke Hermagor, Spittal, Vökermarkt, Wolfsberg bringen keine Krankheitsmeldungen.

Tirol 1925 bis 1935, 32 Fälle.

Innsbruck-Stadt (56400) .	7 Fälle	(27, 27, 28, 30, 30, 31, 34)
Innsbruck-Land (66800)..	7 ,,	(28, 29, 29, 29, 29, 29, 33)
Imst (22100)............	3 ,,	(29, 30, 30)
Kufstein (27000)	9 ,,	(28, 28, 28, 28, 28, 28, 28, 32, 33)
Landeck (16700)	2 ,,	(29, 35)
Lienz (28600)..........	2 ,,	(25, 31)
Schwaz (7000)	2 ,,	(29, 29)

32 Fälle

Keine Meldungen aus den Bezirken Kitzbühel, Reutte.

Die Tiroler Fälle sind sehr interessant. Sie stellen geradezu **Paradigmen für den „lokalen" Faktor** dar. Es waren drei Krankheitsherde zu beobachten, einer in Kufstein und Umgebung im Jahre 1928, einer im Stubaital (Innsbruck-Land), im Jahre 1929 und einer im politischen Bezirk Imst in der Gegend von Barwies-Obermieming mit mehreren zweifelhaften und einigen sicheren Fällen im Jahre 1930. Alle diese Fälle wurden genau untersucht, von Land. San. Dir. Hofrat DASER, Prof. GAMPER, Assistenten REISCH; auch hat einer von uns eine Reihe von Fällen selbst gesehen. Die Forschungen erstreckten sich nicht nur auf die kranken, sondern auf alle geimpften Kinder, so daß kaum ein Fall von Enc. pv. übersehen worden ist. Im Bezirk Kufstein sind nach der Häufung im Jahre 1928 noch in den Jahren 1932 und 1933 vereinzelt Fälle aufgetreten. Die Stadt Innsbruck nimmt mit sieben Fällen, d. i. mehr als ein Fünftel aller Tiroler Erkrankungen, an dem gehäuften Auftreten der Enc. pv. teil; das ist auffallend, da im Schrifttum meistens von einem relativen Verschontsein der großen Städte die Rede ist.

Salzburg 1932 bis 1935, 5 Fälle.

Hallein (24700).....................	2 Fälle	(32, 33)
St. Johann i. P. (38400)	2 ,,	(32, 35)
Zell a. S. (38500)....................	1 Fall	(35)

5 Fälle

Aus Salzburg-Stadt und aus dem politischen Bezirk Tamsweg liegen keine Meldungen vor.

Vorarlberg 1932 bis 1934, 3 Fälle.

Feldkirch (34000) .... 2 Fälle (34, 34)
Bregenz (54700) .... 1 Fall (32)

3 Fälle

Keine Fälle aus dem politischen Bezirk Bludenz.

Burgenland 1928 bis 1931, 3 Fälle.

Güssing (37000) .... 2 Fälle (28, 30)
Oberwart (55000) .... 1 Fall (29)

3 Fälle

Aus der Mehrzahl der burgenländischen Bezirke (Eisenstadt, Jennersdorf, Mattersburg, Neusiedl a. S., Oberpullendorf) liegen keine Meldungen vor. Der auffallende Befund aus dem Burgenland wurde bereits auf S. 8 gewürdigt.

Die geringen Erkrankungsziffern der letztgenannten drei Bundesländer lassen in bezug auf eine lokale Häufung der Fälle keine Schlüsse zu.

Fassen wir unsere Beobachtungen über die Verbreitung der Enc. pv. in den österreichischen Bundesländern zusammen, so müssen wir zwar ein recht ungleichmäßiges Verhalten feststellen, können aber vielfach eine deutliche Ortgebundenheit erkennen. Wir haben fast in allen Bundesländern einzelne politische Bezirke und kleine Ortschaften besonders betroffen gefunden, wobei nicht nur gleichzeitig, sondern auch durch Jahre getrennte Fälle zur Beobachtung gelangt sind. Diese Erhebungen stimmen durchaus mit holländischen und englischen Berichten über eine auffällige Ortgebundenheit der Enc. pv. überein.

Nicht ganz so weitgehend decken sich unsere Erfahrungen in bezug auf das relative Verschontbleiben großer Städte mit ausländischen Berichten.

Es entfielen auf

Orte bis zu 1000 Einwohnern .... 100 Fälle
„ „ „ 5000 „ .... 35 „
„ „ „ 10000 „ .... 27 „
„ „ „ 20000 „ .... 7 „
„ „ „ 50000 „ .... 7 „
„ „ „ 160000 „ .... 14 „
„ „ „ 1860000 „ .... 50 „

240 Fälle

In dieser Zusammenstellung ergibt sich wohl wie andernorts ein Überwiegen der Erkrankungen in kleinen Orten, aber es darf nicht vergessen werden, daß Österreich hauptsächlich aus ländlichen Bezirken besteht und daß im Gegensatz zu England, Holland, Deutschland Städte mit mehr als 20000 Einwohnern nicht häufig, solche mit mehr als 50000 Einwohnern außer durch Wien nur durch Innsbruck, Graz und Linz vertreten sind. Diese drei Städte weisen 14 Fälle, Wien allein 50 Fälle, das ist mehr als ein Fünftel aller Erkrankungen, auf. Das relative Verschontbleiben der großen Städte hat also für Österreich keine Geltung.

Zu wiederholten Malen wurde ein gleichzeitiges Auftreten von Erkrankungen nach ein und derselben öffentlichen Impfung mehrerer Kinder beobachtet, darunter auch bei Geschwistern. Derartige Mitteilungen liegen vor aus Fischamend (Niederösterreich), Ternitz (Niederösterreich), Lanzenkirchen (Niederösterreich), Neustift bei Steyr (Oberösterreich), Stainz (Steiermark), Hartberg (Steiermark) und bei einigen zweifelhaften Tiroler Fällen. Es sei ausdrücklich bemerkt, daß zahlreiche Kinder, die gleichzeitig und mit demselben Impfstoff geimpft worden waren, völlig verschont geblieben sind; darüber nähere Daten zu bringen erscheint überflüssig, da diese Verhältnisse allgemein bekannt sind.

9. Beziehung der Encephalitis postvaccinalis zu anderen akuten Entzündungen des Zentralnervensystems.

Schon bald nach dem Bekanntwerden der lokalen Häufungen von postvaccinaler Encephalitis suchte man nach Zusammenhängen mit anderen akuten Erkrankungen des Zentralnervensystems. Das Schrifttum bringt zahlreiche derartige Angaben, in denen namentlich die Poliomyelitis und andere Encephalitisformen herangezogen werden. Wir wollen auch hier ohne genaues Eingehen auf andere Arbeiten unsere eigenen Erfahrungen in Österreich zur Kenntnis bringen.

Österreich besitzt eine recht genaue Poliomyelitisstatistik. Wir entnehmen dieser einige interessante Vergleichszahlen. Im Jahre 1928, als in der Kufsteiner Gegend die postvaccinalen Encephalitiden sich häuften, war in ganz Tirol ein Poliomyelitisfall gemeldet. Im Jahre 1931, als in ganz Österreich eine Steigerung

der Poliomyelitiserkrankungen sich geltend machte (674), betrug
die Zahl der Fälle von Enc. pv. nur 29; auch in den vorangegangenen und den nachfolgenden Jahren war die Zahl der Enc.-pv.-
Fälle eine geringe. Aus dem politischen Bezirk Kirchdorf in Oberösterreich, wo im Jahre 1931 recht viele Fälle von Kinderlähmung
zur Beobachtung gelangt waren, wurde in diesem Jahr überhaupt
kein Fall von Enc. pv. gemeldet; wollte man dies vielleicht damit
erklären, daß infolge der lokalen Poliomyelitisepidemie die
Impfungen eingestellt worden seien, so sei darauf hingewiesen,
daß die Impfungen meist in den Monaten Mai und Juni vorgenommen werden, während die Kinderlähmung erst im Juli und
August einzusetzen pflegt. In Vorarlberg sind in den Jahren
1928 bis 1935 78 Poliomyelitisfälle, hingegen nur drei Erkrankungen
an Enc. pv. gemeldet worden, ebenso stehen für denselben Zeitraum im Burgenland 47 Erkrankungen an Kinderlähmung drei
Fälle postvaccinaler Encephalitis gegenüber. Alle diese Tatsachen
sprechen eindeutig dafür, daß zwischen dem Auftreten der
Enc. pv. und jenem der Poliomyelitis kein Zusammenhang
besteht.[1]

Schwieriger ist die Frage nach einer etwaigen Beziehung der
postvaccinalen Encephalitis zu anderen Encephalitisformen
zu beantworten.

Für die Encephalitis lethargica epidemica Economos
ist eine solche mit größter Wahrscheinlichkeit abzulehnen.
Vielfach durchgeführte anatomische und histologische Untersuchungen haben so durchgreifende Unterschiede zwischen
beiden Formen der Encephalitis ergeben, daß beide Zustände nicht
verwechselt werden können. Die in dem früheren ausländischen
Schrifttum wiederholt ausgesprochene Annahme eines gleich-
zeitigen Vorkommens von Enc. pv. und Enc. lethargica verliert
dadurch ihre Beweiskraft, daß die beobachteten primären Encephalitisfälle kaum eine Enc. lethargica gewesen sein dürften.

---

[1] Als neuerlicher Beweis für diese Tatsache kann eine an einen
von uns gelangte briefliche Mitteilung des Abteilungsvorstandes
im Institute Madsen in Kopenhagen, Dr. Claus Jensen, gelten,
nach welcher bei der großen Poliomyelitisepidemie in Dänemark im
Jahre 1934 (über 4000 Fälle im zweiten Halbjahr) weder Fälle von
postvaccinaler Encephalitis noch von Poliomyelitis nach Impfungen
vorgekommen sind.

Es konnte gerade für Österreich nachgewiesen werden (SILBER-
MANN und ZAPPERT), daß unter zirka 200 bekanntgewordenen,
bzw. zur amtlichen Anzeige gebrachten primären encephalitischen
Erkrankungen der letzten zehn Jahre kaum zehn Fälle als Enc.
lethargica anzusprechen sind. Die Epidemien der lethargischen
Encephalitis waren zur Zeit, als die postvaccinale Encephalitis
gehäuft auftrat, bereits erloschen und die ganz verstreuten
sporadischen Fälle der letzten Jahre stehen weder zeitlich
noch räumlich mit der postvaccinalen Hirnentzündung in
Beziehung.

Hingegen ist ein Zusammenhang mit den anderen
postinfektiösen und den primär auftretenden Encephalitisformen nicht ausgeschlossen. Es sprechen allerdings
mehr anatomische als epidemiologische Tatsachen für eine solche
Beziehung. Denn die histologische Untersuchung ergibt große
Ähnlichkeiten zwischen den Befunden bei postvaccinaler Encephalitis und jenen bei postinfektiöser (postmorbillöser) und
manchen Formen von primärer Encephalomyelitis disseminata.
Hingegen läßt uns die epidemiologische Nachforschung im Stiche,
trotzdem bei uns eine Anzeigepflicht für alle Encephalitiserkrankungen besteht. Es liegt dies wohl darin, daß die in Betracht
kommenden akuten Entzündungen des Zentralnervensystems eine
solche Vielgestaltigkeit aufweisen, daß sie diagnostisch nicht immer
erkennbar sind und deshalb nicht immer zur amtlichen Anzeige
kommen. Nicht nur die Encephalitis selbst kann überaus ver-
schiedenartige Formen annehmen, sondern auch rein meningeale
Erkrankungen („epidemische seröse Meningitis") sowie myelitische Krankheitsbilder können den Rahmen der hierher gehörigen
Zustände erweitern. Es wäre vielleicht ein interessanter Versuch,
wenn man in einigen Verwaltungsbezirken nach genauer Belehrung
die praktischen und die Amtsärzte veranlassen würde, alle
akuten und postinfektiösen Entzündungskrankheiten des Zentralnervensystems zur Anzeige zu bringen. Man würde dann
wahrscheinlich viel mehr derartige Krankheitsfälle aufdecken,
als man dies nach den bisherigen Meldungen anzunehmen geneigt
wäre.

Als Illustrationsfaktum für diese Beziehungen sei folgende
(von einem von uns schon andernorts erwähnte) Beobachtung
angeführt. In einem kleinen niederösterreichischen Ort erkrankten

nach einer Schulimpfung zwei Kinder, eines an typischer Enc. pv., das andere an seröser Meningitis. Ziemlich gleichzeitig wurden in derselben Gegend zwei Kinder beobachtet, von denen eines eine primäre Meningitis serosa, das andere ebenfalls, ohne vorausgegangene Infektionskrankheit, eine Encephalomeningitis aufwies. Es ist recht naheliegend, zwischen diesen beiden postvaccinalen und beiden primären Erkrankungen Zusammenhänge zu suchen. Es ist vielleicht kein Zufall, daß im politischen Bezirk Neunkirchen (Niederösterreich), in dem im Laufe der Beobachtungsjahre zehn Fälle von postvaccinaler Encephalitis bekanntgeworden sind, durch die wertvollen Arbeiten SCHNEIDERS ein besonders gehäuftes Auftreten gutartiger seröser Meningitiden festgestellt worden ist. Die Möglichkeit, daß der „lokale Faktor" bei der Enc. pv. mit einer Ortsgebundenheit leichter primärer entzündlicher Erkrankungen des Zentralnervensystems in Zusammenhang stehe, ist nicht abzulehnen, aber Beweise liegen hierfür nicht vor.

10. Ist die Encephalitis postvaccinalis in Österreich im Rückgang?

Es ist naheliegend zu erwarten, daß eine Krankheit, die recht unvermittelt gehäuft aufgetreten und sich rasch verbreitet hat, wieder die Neigung hat zu verschwinden. Läßt sich ein solcher Rückgang aus unseren Zahlen vermuten?

Die Erkrankungsziffern in den einzelnen Jahren sind die folgenden:

1929 .... 40 Erkrankungen		1933 .... 41 Erkrankungen	
1930 .... 29 „		1934 .... 34 „	
1931 .... 29 „		1935 .... 17 „	
1932 .... 26 „			

Es könnte daraus auf einen deutlichen Rückgang der Fälle im Jahre 1935 geschlossen werden. Dies muß aber nicht richtig sein. Die Impfungen in Österreich sind in den letzten Jahren sehr zurückgegangen. Im Jahre 1929 wurden von der Wiener Impfstoffgewinnungsanstalt 433945, im Jahre 1935 287695 Portionen in Österreich abgegeben. Erfahrungsgemäß bleibt fast die Hälfte der angeforderten Portionen unverwendet, so daß mit einer wesentlich geringeren Zahl von Impfungen zu rechnen ist, als aus der Zahl der Impfstoffportionen geschlossen werden könnte. Die Verringerung der stattgehabten Impfungen vermindert naturgemäß auch die Zahl der postvaccinalen Encephalitisfälle.

Es ist aber auch, wie schon erwähnt, damit zu rechnen, daß die Ärzte bei zunehmender Sicherheit der Diagnose einer Enc. pv. leicht verlaufende Fälle weniger oft zur Anzeige bringen als schwere. Es kommen dadurch vielleicht leichte Fälle, die in den ersten Jahren der Erkrankungswelle angemeldet worden waren, späterhin nicht mehr zur Kenntnis der Sanitätsverwaltung. Zu einer solchen Vermutung wird man gedrängt, wenn man sieht, daß im Jahre 1929 von 40 gemeldeten Fällen acht, im Jahre 1934 von 34 Erkrankungen 16 gestorben sind, und keinen anderen Grund zur Annahme hat, daß die Noxe etwa kräftiger geworden sei.

Nachtrag.

In den Jahren 1936 und 1937 (bis Oktober) waren folgende Meldungen von Enc. pv. eingelangt:

	1936	1937		1936	1937
Burgenland	1	0		9	10
Kärnten	0	1	Steiermark	0	8
Niederösterreich	4	8	Tirol	1	0
Oberösterreich	2	1	Vorarlberg	0	0
Salzburg	2	0	Wien	4	3
	9	10		14	21

Unter den 14 Fällen des Jahres 1936 sind vier Todesfälle bekanntgeworden, unter den bisherigen 21 des Jahres 1937 zwei Todesfälle.

Es lassen auch diese Zahlen nur mit Vorsicht den Schluß zu, daß die Krankheit im Abnehmen begriffen sei, da die Impftätigkeit sicherlich eine stark eingeschränkte ist und da wahrscheinlich leichte Fälle der Bekanntwerdung entgehen. Günstige Schlüsse lassen vielleicht die Todesmeldungen zu, die seit 1934 (s. Tab. 2) deutlich im Rückgang begriffen sind.

II. Bemerkungen über den zur Blatternschutzimpfung in Österreich benutzten Impfstoff.

In den Fragebögen des Bundesministeriums für soziale Verwaltung, welche von den Ärzten in Fällen von Erkrankungen an postvaccinaler Encephalitis auszufüllen sind, befindet sich ein Punkt, welcher die zur Impfung verwendete Lymphe betrifft. Von den Ärzten wird demnach das Abgabedatum und die Serie der benutzten Lymphe gefordert. Die letztere Angabe war insolange von Wichtigkeit, als noch ein Schimmer von Verdacht bestand, daß etwa die Beschaffenheit der von einem bestimmten Tier stammenden Lymphe die Erkrankungen verursachen könnte. Die Bundesstaatliche Impfstoffgewinnungsanstalt hat daher durch lange Zeit die alte Gepflogenheit beibehalten, die Rohstoffe einzeln zu vermahlen und einzeln zu verarbeiten, um Serien, die Encephalitisfälle verursachen, sofort ausschalten zu können. Auf diese Art kamen die verschiedenen Serien zustande und Lymphen verschiedener Titer, die begreiflicherweise nicht immer auf derselben Höhe gehalten werden konnten, weil schon die Auswertung ein und derselben Lymphe nach verschiedenen Methoden und an verschiedenen Tieren verschiedene Werte ergeben, und weil die berechnete Verdünnung bei der Auswertung oft recht beträchtlich abweichende Werte vom gewünschten Titer zeigen. Welcher war der richtige? Als sich herausgestellt hatte, daß die Eigenschaft, beim Menschen Encephalitisfälle zu erzeugen, bei Untersuchung der Lymphen nicht festzustellen war, daß Lymphen, die für schwach gehalten wurden, postvaccinale Erkrankungen des Zentralnervensystems verursachten, und andere, kräftige Lymphen hingegen solche Erkrankungen nicht erzeugten, daß vorschriftswidrig angelegte Impfschnitte mit riesigen Reaktionen freiblieben von Schädigungen des Zentralnervensystems, und daß ganz zarte Reaktionen solche Schädigungen auslösten, gab die Anstaltsleitung die Hoffnung auf, durch Spezialisierung der Impfstoffe diejenigen herauszufinden, die für Menschen encephalitogene Eigenschaften besitzen. Sie ging deshalb von dem übernommenen Prinzip der Herstellung von Lymphserien ab und erzeugt seit Jahren nur mehr eine Mischlymphe, welche aus mehreren Rohstoffen hergestellt und in solcher Menge bereitgehalten wird, daß sie für den Bedarf eines ganzen Jahres

langt. So hat man nur einen Impfstoff in Händen, dessen Eigenschaften gut studiert werden können, daher auch gut bekannt sind,
und die obligaten Klagen über zu schwache oder zu starke Impfstoffe beziehen sich nunmehr stets auf ein und dieselbe Vaccine.
Diese Lymphe wird in konzentriertem Zustand etwa 1 : 4 bis 1 : 5
mit 80% Glycerin vermahlen bereitgehalten, wiederholt nach
GROTH auf mindestens zwei Tiere ausgewertet und dann nach Bedarf zwei- bis dreimal im Jahre, je nach den Reaktionen, die sie
am Erstimpfling erzeugt, unter Zusatz von Agar weiter verdünnt.
Auch diese Lymphen hatten ihre Nachteile. Über ihr Schicksal
nach dem Verlassen der Anstalt ist selten etwas Genaueres zu erfahren gewesen. Tatsache war, daß in den letzten Jahren verschiedene dieser verdünnten Lymphen versagten, daß Klagen ein-
liefen über minderwertige, unwirksame Impfstoffe. Die Klagen
bewegten sich also in den letzten Jahren in entgegengesetzter
Richtung — so, daß die Anstalt genötigt war, auf höherwertige
Lymphen zurückzugreifen, um peinlichen Beschwerden aus dem
Weg zu gehen. Es scheint auch nun allgemein, daß sich die Mehrzahl der Ärzte mit dem Gedanken befreundet hat, sich bei der
Impfung ein gewisses Maß aufzulegen und bei der Schnittsetzung
vorsichtiger zu sein. Aus diesem Grund glaubt die Anstalt die
Abgabe von Lymphen höheren Titers, als es gemeinhin empfohlen
wird, rechtfertigen zu können. So sind in den letzten Jahren von
den Ärzten unserer Anstalt wiederholt Lymphen eines
Titers (GROTH) von 1 : 50000, 1 : 100000, 1 : 200000 bis 1 : 400000
verwendet worden, ohne daß sich üble Folgen gezeigt hätten.
Ausgehend von der wahrscheinlich irrtümlichen Überzeugung,
daß die Lymphe, auch wenn sie nicht direkt an dem Entstehen der
postvaccinalen Encephalitis beteiligt sein sollte, zu deren Auslösung doch weniger geeignet sein dürfte, wenn sie in ihren vitalen
Eigenschaften bereits geschwächt ist, hat die Anstaltsleitung
seinerzeit Mittel erwogen, die Lymphen nicht durch Zusätze,
sondern biologisch abzuschwächen. Ein solches Mittel ist die Fort-
züchtung des Vaccinestammes durch gleichwertige Passagen. Es
wird zur Auffrischung der Stämme allgemein gefordert, zeitweise
den Wirt zu wechseln, sei es, daß man eine Kaninchenpassage ein-
schaltet, sei es, daß man mit humanisierten Lymphen arbeitet,
also den Stamm durch eine Menschenpassage regeneriert. Niemals hat die Wiener Lymphe, die nach den Angaben

G. Pauls von der Jennerschen Genitur abstammen soll, zur Regenerierung eine Kaninchenpassage durchgemacht. Lediglich humanisierte Lymphe wurde für diesen Zweck verwendet. Diese Menschen-Passagen wurden aber in den letzten Jahren vermieden, und es steht gegenwärtig die 13. Kälberpassage in Gebrauch. Im Wachstum derart gezogener Vaccinestämme zeigten sich schon Unterschiede. Der sonst gradlinige Rand der Pustelreihen ist gebuchtet, stellenweise zeigen sich Perlenschnüre, eine titermäßige Abnahme im Haftvermögen derartiger Vaccinestämme kam jedoch nicht zum Ausdruck. Um hier nicht zu ausführlich zu werden, sei nur hervorgehoben, daß auch nach Anwendung solcher Lymphen Fälle von postvaccinaler Encephalitis vorgekommen sind.

Eine andere Methode der biologischen Beeinflussung ist die späte Abnahme des Rohstoffes vom Impftier. Zu einer Zeit, in der die Bildung von Antikörpern sich bereits durch den Nachweis verminderter Paschenkörperchen in den vaccinalen Efflorescenzen zu erkennen gibt, müssen die Erreger in ihrer Vitalität bereits geschädigt sein. Impfstoffe vom sechsten oder siebenten Tag müßten also, theoretisch wenigstens, biologisch schwächer sein. Auch dieses Verfahren war ohne Einfluß auf die Entstehung unserer Krankheit.

Schließlich sollte noch versucht werden, ein Rind mit einer schwachen Lymphe lokal zu impfen und es nach dem Aufschießen der ersten vaccinalen Efflorescenzen, wie für die Impfstoffgewinnung üblich, massiv zu revaccinieren. Die entstandenen Reaktionen hatten Perlschnurcharakter, waren sehr spärlich und kümmerlich, zeigten also durchaus revaccinalen Typus. Die Verwendung dieses Impfstoffes, der schwache Reaktionen an Impflinge gab, konnte natürlich nicht verallgemeinert werden, es blieb bei einzelnen Impfungen, weshalb wir zu keinem Urteil kommen konnten, ob der eingeschlagene Weg überhaupt gangbar ist. Wir glauben nicht daran. Ebensowenig glauben wir durch irgendwie vorbehandelte Lymphe prophylaktisch wirken zu können, denn die Encephalitis verdankt ihre Entstehung der Disposition des Impflings und nicht den Qualitäten der Vaccine, obwohl über Vaccinestämme mit encephalotogenen Eigenschaften im Tierexperiment berichtet wird, die wir an unseren Lymphen niemals beobachten konnten.

Im übrigen ist zu den schwach wirksamen Lymphen zu bemerken, daß von ihnen nicht mit Sicherheit eine schwache Reaktion beim Impfling erwartet werden kann, daß vielmehr das Ergebnis der Aussaat des Virus ganz abhängig ist von dem Boden, dem es überantwortet wird. Damit soll nicht gesagt werden, daß schwächere Lymphen durchschnittlich nicht schwächere Reaktionen veranlassen.

Über die Methoden des Nachweises von Vaccinavirus im Zentralnervensystem der verstorbenen Kinder können wir uns kurz fassen. Die Versuche wurden z. T. unter Mitwirkung der Herren Dr. BAAR und Dr. BODART vorgenommen. Obwohl große Mengen von Gehirn und Rückenmark zur Verfügung standen und die Liquorflüssigkeiten bei hoher Tourenzahl zentrifugiert wurden, bevor sie im Versuch verwertet wurden, ist es doch niemals gelungen, bei irgendeinem der geimpften Versuchstiere — auch Affen wurden wiederholt verwendet — Vaccinavirus nachzuweisen. Diesbezüglich möchten wir wohl bemerken, daß uns der gelungene Nachweis von Virus im Gehirn auch nicht wertvoll erschiene, weil dieser Befund, etwa aus den Lymphwegen oder Gefäßen des Zentralnervensystems stammend, bei der bekannten Generalisierung des Virus nichts Besonderes darstellen würde, solange nicht Herde von Virus an diesen Stellen gefunden werden, die für die spezifische Schädigung des Gewebes verantwortlich gemacht werden können. Der von einigen Autoren festgestellte Fund von Vaccinavirus im Liquor ist biologisch außerordentlich interessant, er spricht für eine Durchlässigkeit der Blut-Liquor-Schranke, die möglicherweise ein seltenes Ereignis darstellt, es kann aber nicht als erwiesen gelten, daß das Virus im Liquor Encephalitisherde im Zentralnervensystem verursacht.

Die Entstehung von Vaccinapusteln an der Stelle der intracerebralen Injektion und die dadurch verursachten cerebralen Ausfalls- und Reizerscheinungen haben mit der postvaccinalen Encephalitis nichts zu tun.

Schließlich ist im letzten Jahre noch ein Versuch unternommen worden, obwohl wir nicht viel Hoffnung haben, mit ihm den Kern der Prophylaxe erfaßt zu haben. Immer wieder zurückkehrend zur vaccinalen Allgemeinreaktion des Impflings, waren wir bestrebt, diese nach Möglichkeit abzuschwächen. Diese Absicht zeigt sich bei den Gesetzgebern aller Länder, in welchen die

Impfung zur Pflicht gegenüber der Allgemeinheit geworden ist. Zwar sprechen die Erfahrungen in Österreich nicht dafür, daß die in der landläufigen Impfpraxis als „schwach" bezeichneten Reaktionen keine Encephalitis auszulösen vermögen, wie bereits weiter oben erwähnt wurde, es entspricht aber doch biologischem Denken, daß Schädigungen zentralnervöser Natur eher mit starken als mit schwachen Reaktionen zusammenfallen dürften.

Deshalb ist es versucht worden und soll weiterhin auf noch breiterer Basis versucht werden, diese Reaktionen möglichst abzuschwächen und insbesondere die wahrscheinlich fortlaufende Überschwemmung des geimpften Organismus mit Virusmassen weitgehend einzudämmen. Dieses Ziel kann möglicherweise erreicht werden, wenn auf das epidermal entstehende Virusdepot, die Vaccinapustel, verzichtet wird und wenn man die Lymphen unter Bedingungen ablagert, die erfahrungsgemäß für die Vermehrung des Virus nicht mehr als optimale bezeichnet werden dürfen. Wir meinen damit die subcutane Impfung. Diesen Weg hielt auch GALLARDO (mündliche Mitteilung an einen von uns) für den richtigen.

Die subcutane Impfung fällt oder steht mit dem Gehalt oder dem Fehlen von lebenden Bakterien in der Lymphe. Erst seit es uns gelungen ist, mit bakterienfreien Impfstoffen zu arbeiten, halten wir die Vorbedingungen für die subcutane Impfung für erfüllt und können mit gutem Gewissen für sie eintreten. Eine Fülle von Fragen theoretischer und praktischer Natur tut sich auf, deren wichtigste aber darin gipfelt: Wie sieht die erzielte Immunität aus? Es darf nicht das Ziel der Impfung sein, die Immunität zu opfern, um die Encephalitis zu verhüten, es muß vielmehr uno actu der erforderliche Schutz, und zwar ohne Gefährdung des Impflings erreicht werden. Ob das auf dem geschilderten Weg überhaupt möglich ist, muß erst die Zukunft lehren. Unter unseren Fällen von postvaccinaler Encephalitis haben wir einen, der subcutan geimpft wurde. Ihn möchten wir jedoch nicht als Kronzeugen gegen die Richtigkeit unserer Annahme gelten lassen, denn die Prämissen, unter denen er geimpft wurde, entsprechen nicht den heute von uns für diese Art der Impfung geforderten.

Bisher sind in der letzten Zeit in Österreich etwa 3000 Impflinge verschiedenen Alters, darunter in einer für Erkrankungen des Zentralnervensystems exponierten Gegend, ohne den geringsten

Schaden geimpft worden, und die vaccinalen Reaktionen waren bei Säuglingen und Kleinkindern derartige, daß sie in keinem Fall als störend empfunden worden sind. Die Wiederimpflinge haben durchwegs schwache, rasch vorübergehende Reaktionen gezeigt, so daß die Möglichkeit gegeben wäre, diese Art der Impfung öfter vorzunehmen, als es für die Cutanimpfung vorgesehen ist, für den Fall, daß die angestrebte Immunität mit einer oder zwei Impfungen nicht erzielbar sein sollte. Nur erwachsene Erstimpflinge (Rekruten) haben stärker auf die gleiche Dosis desselben Impfstoffes reagiert, die den Säuglingen verabreicht wurde.

Mit obigen Ausführungen soll nichts Endgültiges gesagt sein. Noch ist vieles unklar in seiner Erscheinung, aber es ist ein ungefährlicher Weg aufgezeigt, der unserer Überzeugung nach in Ländern, in denen die postvaccinale Encephalitis öfter vorkommt, beschritten werden sollte, bis er entweder ans Ziel führt oder sich durch die Erfahrung als irrig erweist.

III. „Inkubationszeit".

Als Zwischenzeit von der Impfung bis zum Auftreten der postvaccinalen Encephalitis („Inkubationszeit") wird eine Zeitspanne angegeben, die im allgemeinen nur geringe Schwankungen aufweist. KELLER spricht von einer „normierten Zeit" von sieben bis zwölf Tagen. Das trifft zwar für die Mehrzahl der Fälle zu, doch gibt es auch verläßlich beobachtete Erkrankungen mit anderen Inkubationszeiten. Auf Grund unserer eigenen Erfahrungen können wir ebenso wie GLANZMANN Inkubationen von 5 bis 15 Tagen als sicherstehend betrachten.

Es liegen aber auch Mitteilungen über kürzere und längere Intervalle vor. Englische, holländische, italienische Berichte erwähnen Fälle von zwei bis vier Tagen (TACCONE sogar von zehnbis zwölf Stunden) einerseits und von 16 bis 34 Inkubationstagen anderseits. Die deutsche Kommission teilt sichere Fälle von 16 bis 19 Tagen mit.

Ohne auf eine Kritik dieser Mitteilungen eingehen zu wollen, haben wir uns bemüht, aus unseren eigenen 240 Fällen alle Berichte, bei denen Inkubationszeiten von weniger als fünf und mehr als 15 Tagen angegeben waren, zu sichten und die Angaben auf ihre Stichhaltigkeit zu prüfen (s. Tab. 3).

Tab. 3. Inkubationszeiten bei den Krankheits- und Todesfällen.

Inkubation Tage	Fälle	Das sind % aller Fälle	Darunter Todesfälle	Das sind % aller Todesfälle
2	3	1,3	—	—
4	1	0,4	—	—
5	4	1,7	1	1,4
6	6	2,5	4	5,5
7	15	6,3	5	6,8
8	26	10,8	7	9,5
9	17	7,1	5	6,8
10	28	11,7	11	15,0
11	28	11,7	10	13,7
12	39	16,2	12	16,5
13	27	11,2	9	12,4
14	25	10,4	4	5,5
15	8	3,3	1	1,4
16	3	1,3	1	1,4
18	2	0,8	—	—
20	1	0,4	—	—
unbekannt	7	2,9	3	4,1
Summe	240	100	73	100

Von Fällen mit kürzerer Inkubationszeit als fünf Tage wurden uns drei Fälle mit zweitägigem und einer mit viertägigem Intervall gemeldet.[1]

Die Fälle mit angeblich zweitägiger Inkubationszeit sind folgende:

2. 1932, Fall 15, Knabe, 9 Jahre, Tirol. — (Dieser Fall gehört dank der Bemühungen der Herren Stadtarzt Dr. EDER in Kufstein und Univ.-Assistent Dr. REISCH zu den bestbeobachteten unseres Materials. Wir bringen nur einige Schlagworte aus der ausführlichen Krankengeschichte.) — Impfung 22. VI. Am 24. VI. Erbrechen, Fieber, nächtliches Aufschreien, Verwirrtheit, reibende Bewegungen mit den Händen. Dauer dieses Zustandes zirka 8 Tage, hierbei Fieber bis 39°. Dann durch 2 Tage Wohlbefinden, außer Bett. In

---

[1] Aus dem Jahr 1928 liegen drei Fälle vor, bei denen Inkubationszeiten von 3, 4 Tagen und „angeblich gleich" verzeichnet sind. Da wir über diese Fälle keine Krankengeschichten besitzen, konnten wir diese Angaben nicht kontrollieren und haben die Fälle daher in die Rubrik der unbekannten Inkubationszeiten eingefügt.

der Nacht vom 4. bis 5. VII. neuerdings hohes Fieber. Unruhe, Delirien, hierauf Schlafsucht. Deutliche meningeale Symptome. Dauer dieses Zustandes 2 Tage. Dann Besserung, die nur durch einen Darmkatarrh mit einem Kollapsanfall unterbrochen wird. Am 10. VII. gesund. Ein Lehrerbericht vor der Erkrankung schildert den Knaben als nervös.

Es liegen hier zwei Fieber- und Krankheitsperioden vor. Eine setzt zwei Tage nach der Impfung ein, zeigt hochfieberhafte Symptome, aber keine ausgesprochen cerebrale oder meningeale Merkmale, schwindet nach acht Tagen. Nach einer zweitägigen Pause von Wohlbefinden tritt eine typisch meningeale Enc. pv. auf, die nach fünf Tagen ausgeheilt ist. Man ist wohl berechtigt, in dem ersten Fieberzustand Symptome einer anderen Krankheit zu erblicken und den Beginn der Enc. pv. erst nach einem zirka 12- bis 13tägigen Intervall festzusetzen. Es liegt also keine zweitägige Inkubationsfrist vor.

3. 1932, Fall 27, Knabe, 5 Jahre, Kärnten. — 19. VI. Impfung. 21. VI. Brechdurchfall, dann Delirien, Kopfschmerz, Schwindel, Nackensteifigkeit, Schluckbeschwerden. Rasche Heilung.

Die Angaben dieses Falles sind ganz unsicher. Ein Brechdurchfall pflegt als erstes Symptom einer Enc. pv. nicht vorzukommen, die anderen Merkmale sprechen zwar für eine Enc. pv., doch ist über den Zeitpunkt des Einsetzens dieser Symptome nichts in der Krankengeschichte vermerkt. Als Beweis für eine zweitägige Inkubationszeit kann der Fall nicht angesehen werden.

4. 1935, Fall 5, Mädchen, 7 Jahre, Oberösterreich. — Bei diesem Fall enthält die Krankengeschichte überhaupt keine Angabe über das Impfdatum. In einem später von Prof. Stiefler abgegebenen Gutachten wird von „einem verhältnismäßig kurzen" Inkubationsstadium gesprochen, das mit 2 Tagen berechnet ist.

Jedenfalls kann auch dieser Fall nicht als Beweis für ein zweitägiges Inkubationsstadium gelten.

Es befindet sich demnach in unserem Material kein Fall, der für eine zweitägige Inkubationszeit sicher beweisend wäre.

Eine viertägige Inkubationsfrist wird im folgenden Fall gemeldet:

5. 1934, Fall 27, Knabe, 6 Jahre, Oberösterreich. — 18. VI. geimpft. 4 Tage später Kopfschmerz, Schlafsucht, Fieber bis über 38°, nächtliche Unruhe, Flockenlesen, später geringer Kernig und leichte Ataxie. Am 10. Tag nach dem Beginne der Erkrankung geheilt.

Die vorliegenden Angaben sind präzise genug, um eine viertägige Inkubationsfrist als sehr wahrscheinlich bezeichnen zu dürfen.

Von verlängerter Inkubationszeit, über 15 Tage, liegen folgende Meldungen vor:

Eine 16tägige Inkubation bestand angeblich in drei Fällen.

6. 1932, Fall 7, Knabe, 7 Jahre, Niederösterreich (Spital Waidhofen a. Y.). — 21. V. geimpft. 6. VI. nach Fußballspiel Klagen über Müdigkeit, Kopfschmerz, Fieber bis 38,6°. 8. VI. Bettlägrigkeit, Gehstörung. In den nächsten Tagen Verschlechterung und Entwicklung einer schweren Enc. pv. Spitalsaufnahme. Heilung.

7. 1933, Fall 10, Knabe, 7 Jahre, Wien. — 5. VI. geimpft. 21. VI. Fieber, Erbrechen, Kreuzschmerzen, Gehstörung. Auftreten einer ausgesprochenen Enc. pv. mit vorwiegend spinalen Symptomen. Nach 14 Tagen Rückgang aller Symptome.

8. 1934, Fall 33, Mädchen, 8 Jahre, Oberösterreich (Krankenhaus Steyr). — Impfung 14. V. Erkrankt 30. V. Rasch auftretende Somnolenz mit meningitischen Symptomen. Gestorben 5. VII.

Bei allen drei Fällen sind die angegebenen Daten so genau, daß an dem Vorkommen einer 16tägigen Inkubationszeit kein Zweifel bestehen kann.

Die Meldung einer 18tägigen Inkubationsfrist liegt in zwei Fällen vor.

9. 1932, Fall 13, Mädchen, 12 Jahre, Oberösterreich (Spital Linz). — Angeblich vor 7 Jahren geimpft. Keine Narben. Demnach anscheinend Erstimpfung am 1. VI. 3 Impfstellen aufgegangen. 4 Tage nach der Impfung starke Anschwellung der Impfstellen, Fieber, Schüttelfrost. Dann gesund bis 19. VI. An diesem Tag wieder Fieber, Schüttelfrost. 20. VI. Besserung, Schulbesuch. 21. VI. Verschlechterung, Bettlägrigkeit, Schmerzen, Somnolenz, Entwicklung eines schweren Bildes einer Enc. pv., das schließlich in Heilung übergeht.

Die 18tägige Inkubationszeit kann man in diesem Fall wohl als sicher annehmen.

10. 1934, Fall 11, Mädchen, 4 Jahre, Wien (Mauthner-Markhof-Kinderspital). — Impfung 7. V. Erkrankung 25. V. Leichte meningeale Form der Enc. pv. Rasche Heilung.

In der Krankengeschichte des Spitals wird ausdrücklich vermerkt, daß die Angaben der Mutter über den Krankheitsbeginn nicht verläßlich seien, so daß man den Fall für das Vorkommen einer 18tägigen Inkubationszeit nicht verwerten kann.

Über eine 20tägige Inkubationszeit liegt folgende Mitteilung vor:

11. 1933, Fall 35, Knabe, 6 Jahre, Tirol. — Im Jahre 1933 wiederholt Anginen, das letzte Mal im Mai. Geimpft 23. VI. Am 28. VI. Fieber, das 8 Tage anhielt (38,5 bis 39,5°). Dabei Befinden nicht stark gestört. 6. VII. Wohlbefinden, Schulbesuch. Am 13. VII., d. s. 20 Tage nach der Impfung, Krankheitsgefühl, Unbehagen, ging aber noch zur Schule. 14. VII. Kopfschmerz, Fieber bis über 40°, Anfall von „Geistesabwesenheit" mit steifen Gliedern. Es entwickelt sich eine nicht schwere, vom Konsiliarius Assistent Dr. REISCH sichergestellte, vorwiegend meningeale Form der Enc. pv. mit günstigem Verlauf.

Die genauen Angaben über den Beginn der Krankheit lassen in diesem Fall das 20tägige Inkubationsstadium als erwiesen erkennen.

In einem Fall ergibt sich aus der Krankengeschichte eine 22tägige Inkubationszeit, da der Impftermin mit 1. Juni, die Erkrankung mit 23. Juni angegeben sind; tatsächlich dürfte aber ein Irrtum vorliegen, da die amtliche Meldung als Impftag den 11. Juni angibt.

Auf Grund dieser Durchsicht unserer Fälle glauben wir also, das Vorkommen von Inkubationszeiten von vier Tagen sowie von 16, 18, 20 Tagen als erwiesen betrachten zu dürfen, während sich Angaben über kürzere und längere Intervalle als unsicher gezeigt haben. Jedenfalls lehrt uns die kritische Betrachtung der einzelnen Fälle, wie vorsichtig man bei der Beurteilung ungewöhnlicher Inkubationszeiten sein muß.

Sehen wir von diesen extremen Fällen ab, so ergibt sich für die anderen Erkrankungen eine Häufung innerhalb der Inkubationszeit von 7 bis 14 Tagen. In diesen Zeitraum fallen von 240 Fällen 205, das sind 85,4%. Den Höhepunkt erreichen die Erkrankungen am zwölften Tag (39 Fälle, d. s. 16,2% des Gesamtmaterials). Fünf- und sechstägige Intervalle sind nicht selten, ebenso 15tägige. 16tägige Inkubation ist in drei Fällen, 4-, 18- und 20tägige in je einem Fall sichergestellt.

Die durchschnittliche Inkubationszeit beträgt (mit Abrechnung der abzulehnenden Fälle mit zwei und eines mit 18 Tagen) 10,8 Tage. Es deckt sich diese Ziffer mit jener der englischen und holländischen Statistiken, welche als Durchschnittswert elf Tage angeben.

Steht die Schwere der Krankheit mit der Dauer der Inkubationszeit in Beziehung? Zur Beantwortung dieser Frage haben wir in obiger Tabelle 3 auch die Todesfälle nach Inkubationszeiten angeführt. Es könnte auffallen, daß unter sechs Fällen einer sechstägigen Inkubationszeit vier, unter 15 Fällen mit siebentägigem Intervall fünf Todesfälle verzeichnet sind, während bei 25 Erkrankungen mit 14tägiger Inkubation nur vier und bei acht mit 15tägiger Inkubation nur ein Todesfall vorgekommen sind. Doch möchten wir aus den wenigen Zahlen keine Schlüsse ziehen und nicht behaupten, daß die Dauer der Inkubationszeit eine Bedeutung für die Lebensgefährlichkeit der Krankheit besitze.

Im Anschluß an dieses Kapitel sei kurz die Frage eines Zusammenhanges zwischen Enc. pv. und Vaccina generalisata berührt. LEINER hat seinerzeit eine solche Möglichkeit erwogen, da zwischen der Inkubationszeit der postvaccinalen Encephalitis und jener des Sichtbarwerdens einer Generalisierung des Virus annähernde Übereinstimmung herrscht. Ohne auf die theoretische Seite der Frage eingehen zu wollen, möchten wir darauf hinweisen, daß im Schrifttum nur ganz ausnahmsweise ein gleichzeitiges Auftreten von Encephalitis und typischer pustulöser generalisierter Vaccina beschrieben worden ist (JORGE, WEICHSEL). Auch unter unseren Fällen findet sich kein derartiger Fall. Das Zusammentreffen einer Encephalitis und eines maculopapulösen Exanthems ist einmal beobachtet worden (der Fall wurde von BASCH vorgestellt); einmal wird ein flüchtiges Erythem nach der Impfung beschrieben, einige Male waren Nebenpustel vorhanden, die allerdings nur Anzeichen einer kräftigen Lymphe oder einer erhöhten Disposition für die Vaccineinfektion sind.

IV. Klinik der Encephalitis postvaccinalis.

A. Symptomatologie.

Bei Besprechung der Symptomatologie der Enc. pv. sollen die Initialsymptome besonders berücksichtigt werden.

Ein solches fast nie fehlendes Frühzeichen ist das Erbrechen, das sich in den ersten Krankheitstagen meist einige Male wiederholt, später seltener wird. Appetit und Nahrungsaufnahme sind fast immer stark gestört; bei somnolenten Zuständen kann die Nahrungsverweigerung ein bedenkliches Symptom bilden. Der Stuhl ist meist verhalten, selten bestehen Durchfälle; gleichzeitiges heftiges Erbrechen und reichliches Abführen gehören nicht zum Bilde der Enc. pv. Bauchschmerzen können zuweilen so sehr im Vordergrund des Krankheitsbildes stehen, daß sie auf diagnostische Irrwege führen.

12. 1933, Fall 6, Knabe, $7^1/_2$ Jahre, Wien (St.-Annen-Kinderspital). — Impfung am 4. V. Schon in der vorangegangenen Woche mehrere Tage Fieber und Bauchschmerzen. Am 13. und 14. starke Impfreaktion mit Fieber. Nach fieberfreien Tagen am 18. neuerlich Temperaturanstieg bis 37,8°, Bauchschmerzen, die sich steigern und den Arzt veranlassen, das Kind mit Vermutungsdiagnose einer Peritonitis ins Spital zu senden. Das Abdomen ist stark aufgetrieben, bei Berührung des Bauches werden Schmerzen geäußert. Rasch auftretende Bewußtlosigkeit, eklamptischer Anfall. Stuhl und Harn werden spontan entleert. Nackenstarre, Kernig, Beine angezogen, Reflexe der u. E. und BDR. fehlen. Babinski vorhanden. Fieber. Ausgang in Heilung.

Auch ein Appendicitisverdacht wurde hie und da in den ersten Krankheitstagen erwogen. Häufiger als die Auftreibung des Bauches ist ein Eingesunkensein nach Art eines Kahnbauches; das gilt namentlich für meningeale Krankheitsformen.

Zuweilen leiten Schluckbeschwerden die Krankheit ein. Sie können, wie wir noch hören werden, Ausdruck einer bulbären Störung sein, in der Regel aber sind sie Folge einer Reizung des Rachens durch das Erbrechen oder einer fieberhaften Schleimhautschwellung. Daß auch ausgesprochene Vaccinationsanginen vorkommen können, wissen wir durch die Untersuchungen ORGLERS, der darin eine „Aktivierung" latenter Tonsillarerkrankungen erblickt; GINS hat das Vaccinavirus auf den Mandeln nachweisen können.

Ein seltenes Frühmerkmal ist Singultus.

Zuweilen wird über Nasenbluten berichtet. Katarrhalische Erscheinungen von seiten der Atmungsorgane gehören nicht zum Symptomenbild der Enc. pv.

Eines der frühesten und häufigsten Merkmale der Enc. pv. ist der Kopfschmerz, der nur bei manchen vorwiegend spinalen und bulbären Fällen fehlt. Hingegen ist er bei meningealen Formen heftig und quälend und begleitet meist das ganze Kranksein.

Eine besondere Lokalisation der Kopfschmerzen kann nicht festgestellt werden.

Auch sonst sind Schmerzen ein häufiges Anfangs- und Begleitsymptom der Enc. pv. Sie werden in den Rücken, in die Beine und Arme, in den Bauch (s. o. Fall 12) lokalisiert und sind oft so stark, daß sie jede Bewegung hindern. Manchmal wird nur über „rheumatisches Ziehen" in den Gliedmaßen geklagt. Auch Hauthyperästhesien und Druckempfindlichkeit der Nervenstämme findet man nicht selten.

Eine besondere Gruppe von Schmerzen stellen die mit Nackensteifigkeit einhergehenden dar, die ein Hauptsymptom des meningealen Typus der Enc. pv. bilden, aber auch bei anderen Formen der Krankheit vorkommen. Damit ist fast immer ein positiver Kernig vereint, der zuweilen auf einer Seite deutlicher ausgeprägt ist. Einige Male finden wir auch den Brudzinskireflex notiert.

Dermographismus wird oft beobachtet.

Nicht minder bedeutsam als die Nackensteifigkeit ist im Symptomenbilde der Enc. pv. die Störung des Bewußtseins. Diese äußert sich in Schlafsucht, in Sopor, in Koma. In einer großen Zahl von Fällen beherrscht die Benommenheit so sehr das ganze Krankheitsbild, daß man von einem soporösen Typus sprechen kann. Zuweilen tritt die Schlafsucht als erstes Symptom auf, das die Aufmerksamkeit der Umgebung wachruft.

13. 1929, Fall 40, Knabe, 8 Jahre, Steiermark. — **17. VIII.** Impfung, angeblich Wiederimpfung 30. VIII. Wesen verändert, schlafsüchtig, taumelnder Gang. 1. IX. Wegen seiner Schlafsucht ließ ihn der Vater nicht wie gewöhnlich die Kühe hüten. 2. IX. Verschlechterung, somnolent, lallende Sprache. Nackensteifigkeit und Kernig angedeutet, geringe Facialisparese links. PSR. fehlend, ASR. gesteigert. Kein Babinski. Temperatur bis zur Spitalsaufnahme angeblich nicht erhöht. Dann etwas Fieber. Heilung. (Kinderklinik Graz.)

14. 1931, Fall 9, Knabe, 9 Jahre, Wien. — Impfung am 20. V. 2. VI. spielte das Kind noch im Freien. Gegen 10 Uhr vormittag Auftreten von Schlafsucht, schlief, zu Bette gebracht, sofort ein und konnte nur durch starke Anrufe vorübergehend erweckt werden. Nachher Erbrechen. Temperatur fast 39°. Spitalsaufnahme. Starke Nackensteifigkeit, Kernig, Beine werden nicht spontan bewegt, PSR. und ASR. fehlen, BDR. vorhanden. Harnretention, muß katheterisiert werden. Liquor geringer Druck, wenig Eiweiß, fast keine Zellen. Nach zirka 14tägiger Krankheit geheilt. (Kinderklinik Wien.)

In tiefem Schlaf darniederliegende Fälle erinnern an die Enc. lethargica Economos. Doch fehlen die für diese Krankheit charakteristischen Augenmuskelstörungen und der Schlafzustand dauert meist kürzer als bei diesem Leiden. In günstigen Fällen kommt es in wenigen Tagen zu einem Seichtwerden des Schlafes und zu allmählicher Rückkehr des Bewußtseins. Manchmal tritt das Erwachen rasch auf. Leider kommt es mitunter zu einem tiefen Koma mit völlig fehlender Reaktionsfähigkeit und mit Unmöglichkeit der Nahrungsaufnahme, aus dem die Kranken nicht mehr erwachen.

Delirien und Unruhe begleiten oft die Bewußtseinsstörung. Unruhiges Herumwerfen kann aber auch ohne Schlafzustand als Symptom der cerebralen Erkrankung oder als Folge von Schmerzen, Fieber, Unbehagen auftreten.

Bisweilen leitet ein Ohnmachtsanfall das Fieber und die Krankheit ein.

15. 1929, Fall 20, Mädchen, 10 Jahre, Tirol. — Impfung am 5. VI. Am 17. VI. plötzlicher Ohnmachtsanfall. Hierauf Temperatursteigerung bis 40°. Dann Somnolenz, geringe Nackensteifigkeit, Kernig. Keine Lähmungen. Reflexe der u. E. zuerst abgeschwächt, dann fehlend. Schluckbeschwerden. Starke Berührungsempfindlichkeit des Bauches. Breiige Entleerungen, Harnverhaltung, ausdrückbare Blase. Am 4. Krankheitstage Verfall. Exitus. Obduktion. Histologischer Befund. (Kinderklinik Innsbruck.)

Als ein eindrucksvolles Frühsymptom treten zuweilen Konvulsionen auf, die meist mit hohem Fieber einhergehen. Nicht selten wiederholen sich die Krämpfe und prägen dem Krankheitsbild einen konvulsivischen Typus auf. Sind diese Konvulsionen auch Ausdruck einer schweren Erkrankung, so geben sie doch nicht immer das Recht zu einer ungünstigen Prognose. Von Konvulsionen werden nicht nur Kleinkinder, sondern auch Schulkinder befallen.

16. 1930, Fall 9, Mädchen, 7 Jahre, Oberösterreich. — 13. VI. Impfung. 21. VI. Fieber, Kopfschmerzen, Konvulsionen, Bewußtlosigkeit. In den nächsten Tagen dauern Krampfanfälle, Fieber, Bewußtlosigkeit an. Keine Nackensteifigkeit, keine Lähmungen. 25. VI. Besserung, schließlich Heilung. (Gutachten Stiefler.)

17. 1931, Fall 6, Knabe, 9 Jahre, Niederösterreich. — Impfung 1. VI. 7. bis 9. VI. Impffieber ohne besondere Erscheinungen. 12. VI. plötzlich Konvulsionen, Temperatur anfangs nur 37,2°, dann stark ansteigend, Puls 60 bis 120. Rasch auftretender Sopor.

Keine Nackensteifigkeit. Kleinwelliger Tremor der Arme, bei ausgreifenden Bewegungen Intentionstremor. Extremitäten spastisch, namentlich Beine, Reflexe gesteigert, Babinski negativ. Exitus nach kurzer Krankheit. Autopsie. Histologischer Befund.

Nicht mit Konvulsionen zu verwechseln sind zuckende stoßende Bewegungen der Extremitäten, die mit vollem Bewußtsein einhergehen, sich oft wiederholen und nicht die Bedeutung eines schweren Krankheitszeichens haben müssen.

Die bei der epidemischen Encephalitis vorkommende psychomotorische choreatische Unruhe, die zu schwersten tödlichen Erschöpfungszuständen führt, kommt bei der Enc. pv. nicht vor. Auf leichtere Formen von Unruhe, Herumwerfen haben wir schon hingewiesen. Zuweilen nimmt die Bewegungsstörung den Charakter der choreatischen an, tritt aber gegenüber den anderen Krankheitszeichen zurück.

18. 1935, Fall 4, Knabe, 6 Jahre, Steiermark (Werkspital Eisenerz). — Impfung 2. VI. Erkrankt 12. VI. Fieber, Erbrechen, Unruhe. 13. VI. Somnolenz, Delirien, Fieber bis 40°. Starke Hyperästhesie, Kernig deutlich. Dermographismus. Heftige motorische choreaartige Unruhe. Ptosis links, Ataxie und Parese der Beine, Reflexe u. E. auslösbar. Rasche Entfieberung. Besserung.

19. 1929, Fall 18, weiblich, 22 Jahre, Wien. — Der Fall wurde bereits S. 11 (Revaccination) erwähnt. 10. VI. Heftige Stirnkopfschmerzen, Appetitlosigkeit, Bettlägerigkeit (5 Tage nach der Impfung). Unwillkürliche Zuckungen in den Schultern, Schmerzen in den Achselhöhlen. Abends Weinkrampf, hernach schleudernde unwillkürliche Bewegungen am Stamm und den Extremitäten, abends Spitalsaufnahme (Klinik ORTNER). Temperatur 38,6°. Völlig orientiert. Choreiforme Zuckungen. Oligurie. Liquor ohne Besonderheiten. 11. VI. singultusartige Zwerchfellkrämpfe. Im Schlafe keine Zuckungen. 15. VI. Bei Fortdauer der Störungen Doppelbilder, Fieber gesunken, Zwerchfellzuckungen geringer. 16. bis 19. VI. Zuckungen des Zwerchfelles wieder stärker. Somnolenz, Schwäche der Nackenmuskulatur, PSR. und ASR. nicht auslösbar. 22. VI. Abducensparese und Doppelbilder. Linke Pupille weiter als rechte. Nystagmus. Korneal- und Rachenreflex herabgesetzt. Motorische Kraft der Beine herabgesetzt. BDR. fehlt, Babinski negativ. 25. VI. Die schleudernden Bewegungen der Schultern, des Nackens, der Bauchmuskeln noch vorhanden, namentlich bei Erregung. Keine Myoklonismen. 27. VI. Doppelbilder geschwunden. Nackensteifigkeit, Kernig angedeutet. 29. VI. Subjektives Wohlbefinden. BDR., PSR. und ASR. noch immer schwer auslösbar. 1. VII. Horizontaler Nystagmus noch beim Blick nach rechts, Anisokorie geschwunden, Singultus nur selten, Nackensteifigkeit noch angedeutet. 4. VII.

Gehversuche. Geht wie bei Parkinsonismus. 7 Wochen nach der Entlassung Nachuntersuchung. Ganz gesund. (Fall BERGEL.)

Wenn auch in diesem Fall funktionelle Faktoren eine Rolle spielen dürften, so ist doch die choreatische Bewegungsunruhe wahrscheinlich organisch bedingt. Die Augenmuskelstörungen und der Singultus sind gleichfalls seltene Symptome der Enc. pv.

Im Anschluß an diese motorischen Störungen möchten wir die „myoklonischen Zuckungen" erwähnen, auf welche der Innsbrucker Neurologe REISCH die Aufmerksamkeit gelenkt hat. Es handelt sich um fibrilläre Zuckungen der ganzen Körpermuskulatur oder einzelner Muskelgruppen, die REISCH in den Jahren 1929 und 1930 im Stubaital und in der Gegend von Mieming (Tirol) bei Kindern mit postvaccinaler Encephalitis, aber auch bei normalen Impflingen und bei nicht geimpften Kindern beobachtet hat und die auch einer von uns gesehen hat. Untersuchungen, die von HAMBURGER und getrennt von ihm von SCHACHERL im Beisein des einen von uns in anderen Teilen Tirols vorgenommen wurden, ergaben gleichfalls das Vorkommen myoklonischer Zuckungen bei gesunden Kindern. Hingegen zeigten Kontrolluntersuchungen an vielen Hunderten von Kindern in anderen Bundesländern durchaus negative Befunde. Mit Rücksicht darauf, daß myoklonische Zuckungen bei der epidemischen Encephalitis oft beobachtet worden waren, hielt REISCH einen Zusammenhang dieser Zuckungen mit der Enc. pv. nicht für ausgeschlossen, etwa in dem Sinn, daß Gegenden, wo solche Zuckungen bei den Kindern häufig vorkommen, zu dem Auftreten einer postvaccinalen Encephalitis disponiert seien. REISCH gab seinen Ansichten in einem Vortrag in Wien Ausdruck (11. Juni 1930), doch wurden in der Wechselrede auch Bedenken gegen seine Anschauungen laut. KNÖPFELMACHER faßte diese ablehnenden Meinungen in die Worte zusammen, „daß es sich bei den geschilderten Myoklonismen um eine eigenartige gehäuft auftretende Erkrankung handelt, für welche die Vaccination in keiner Weise zur Verantwortung gezogen werden kann".

Wir haben, um über dieses Symptom möglichst viel Befunde zu erhalten, im ärztlichen Fragebogen eine eigene Rubrik „Muskelzuckungen" aufgenommen, die namentlich von Fachärzten und in Spitälern ausgefüllt worden ist. Es ergibt sich hierbei folgendes:

In Tirol sind in den Jahren 1931 bis 1935 noch sieben Fälle von Enc. pv. gemeldet worden, ohne daß bei ihnen das Vorkommen myoklonischer Zuckungen vermerkt worden wäre. Aus Oberösterreich liegen die exakten Gutachten Professor STIEFLERS vor, der als Innsbrucker Professor die Untersuchungen von REISCH sicherlich gut kennt und nicht ein einziges Mal das Vorhandensein von fibrillären Zuckungen feststellt. In einem Fall hatte der behandelnde Arzt solche zu sehen geglaubt, was aber STIEFLER nicht bestätigen konnte. Sonst haben wir in unserem gesamten Material nur drei Fälle gefunden, bei denen das Vorhandensein fibrillärer Zuckungen ausdrücklich vermerkt ist, einer aus Niederösterreich (Waidhofen a. Y.) und zwei aus Wien (Wilhelminenspital [BIENENSTEIN] und Karolinen-Kinderspital). Die gelegentliche Angabe von Zuckungen in den Extremitäten bezieht sich offenbar auf die bereits erwähnten (S. 44) krampfartigen Spannungen, aber nicht auf Myoklonismen.

Es ergibt sich demnach in unserem Krankengut keinerlei Häufung von fibrillären Zuckungen, ja es wird in zahlreichen gut beobachteten Fällen deren Nichtvorhandensein ausdrücklich festgestellt. Wir können daher die myoklonischen Muskelzuckungen weder als ein Symptom der Enc. pv. ansehen noch annehmen, daß Kinder, die mit solchen Zuckungen behaftet sind, besonders zu Enc. pv. neigen. Diese Ablehnung ändert nichts an der Bedeutung der von REISCH erhobenen Befunde, deren Erklärung derzeit noch nicht möglich erscheint.

Zu den weiteren bedeutsamen Merkmalen der Enc. pv. gehören Lähmungen bzw. Bewegungsstörungen der Extremitäten. Hiervon sind namentlich die Beine betroffen.

Schon im Beginn der Krankheit fällt oft die Gehunlust und die Unfähigkeit, sich auf die Beine zu stellen, auf, ohne daß Fieber, Benommenheit, Schmerzen dies erklären könnten. Diese Schwäche der Beine, die sich zu ausgesprochener schlaffer Parese steigern kann, ist zuweilen ein hervorstechendes Krankheitssymptom, dem gegenüber andere Merkmale zurücktreten. Häufiger aber vereinigt sich die Parese der Beine mit Sopor, hohem Fieber, Harnverhaltung zu einem schweren, recht typischen Krankheitsbild. Die Beine werden ganz schlaff gehalten, zeigen keinen Tonus, keine Reflexe, aber auch keine lokalisierten

Lähmungen und keine Muskelatrophien. Auf Reize erfolgt manchmal eine unwillkürliche Muskelreaktion. STIEFLER spricht in einem Gutachten treffend von einer „dynamischen Schwäche“ der Beine. Nach Tagen oder Wochen geht dieser Lähmungszustand wieder zurück und es kommt schließlich zu völlig normaler Gehfunktion. Auch Nachuntersuchungen konnten die völlige Unversehrtheit der motorischen Funktionen feststellen.

Ein ganz anderes Bild aber mit dem gleichen Effekt der Gehunfähigkeit bieten die spastischen Lähmungen dar. Solche findet man namentlich bei meningealen Fällen, aber auch sonst bei verschiedenen Formen der Krankheit. Es kann vorkommen, daß erst spastische Lähmungen bestehen, die dann in schlaffe übergehen. Bei diesen spastischen Bewegungsstörungen ist der Lähmungscharakter meist nicht stark ausgeprägt, und die Unfähigkeit zu gehen oder zu stehen ist mehr durch die Tonussteigerung bzw. durch die Neigung zu Kontrakturstellung bedingt. Während bei den schlaffen Lähmungen Schmerzen nicht oder nur bei brüsken passiven Bewegungen vorhanden sind, findet man sie bei spastischen Lähmungen oft in sehr ausgeprägter Weise vor; es ist hierbei nicht immer leicht zu entscheiden, wie weit sie die Krampfstellung der Beine bedingen oder durch Versuche passiver Bewegungen ausgelöst werden.

An den Armen sind ausgesprochene Lähmungen weniger häufig. Auch bei den Fällen mit schlaffen Beinlähmungen sind die Arme oft nicht betroffen. An einer allgemeinen Spastizität nehmen sie ebenfalls teil, doch kommt es selten zu Kontrakturstellungen.

Gangstörungen im Sinne eines taumelnden, unsicheren Ganges sieht man vor und nach dem Stadium der Bettlägerigkeit sehr häufig. Hingegen ist das ausgesprochene Bild der „akuten Ataxie“ kaum zu beobachten gewesen.

Hemiplegische Symptome, die sonst bei der Kinderencephalitis recht häufig vorkommen, haben wir unter unseren Fällen von Enc. pv. nur ganz vereinzelt beobachtet. Wir bringen hier einen Fall, der sich aber dadurch von den sonstigen kindlichen hemiplegischen Encephalitiserkrankungen unterscheidet, daß die Lähmung völlig zurückging.[1]

---

[1] Im Jahre 1936 haben wir einen Fall gesehen, bei dem sich an eine Enc. pv. eine typische cerebrale hemiplegische Kinderlähmung anschloß, deren weiterer Verlauf allerdings noch abzuwarten ist.

20. 1930, Fall 28, Knabe, 10 Jahre, Niederösterreich. — Impfung 28. V. Tag der Erkrankung 10. VI. (?). Fieber, Kopfschmerz, Erbrechen, Schlingbeschwerden, im Bein Konvulsionen. Keine Nackensteifigkeit, kein Kernig, Babinski positiv. Am 14. deutliche Lähmung der linken Seite. Ptosis, Gaumensegelparese, Blasenstörung. Keine Schlafsucht. Nach kurzer Zeit Besserung. Rückgang der Lähmung.

Das Verhalten der Reflexe an den unteren Extremitäten ist aus den Anzeigen gut zu studieren, da fast in allen Berichten darüber Angaben vorliegen. Bei den schlaffen Lähmungen ist das Fehlen des Patellarsehnenreflexes (PSR.) und des Achillessehnenreflexes (ASR.) die Regel. Doch ist diese Areflexie nicht so konstant und so vollständig wie bei der Poliomyelitis, sondern es kommt nicht selten zu einem Schwanken innerhalb weniger Tage und zu rascher Wiederkehr einzelner oder aller Reflexe. Bei meningealen und auch bei manchen soporösen Fällen sind die Reflexe gesteigert, zuweilen bis zum Klonus. Schweres Koma pflegt mit einer Herabsetzung der Sehnenreflexe einherzugehen.

Der Babinskireflex ist recht oft anzutreffen, nicht nur bei Spasmen mit sonstigen Reflexsteigerungen, sondern auch bei Nichtauslösbarkeit anderer Reflexe. Manchmal bleibt der Babinskireflex noch lange im Rekonvaleszentenstadium weiter bestehen.

Die Reflexe der oberen Extremitäten zeigen kein regelmäßiges Verhalten. Sie sind bei schlaffen Beinlähmungen nicht immer herabgesetzt, bei allgemeiner Spastizität gesteigert.

Auffallend häufig werden die Bauchdeckenreflexe (BDR.) vermißt. Es läßt sich nicht sagen, daß dieses Fehlen an bestimmte Formen der Enc. pv. gebunden sei; bei den schwer somnolenten paretischen Formen fehlen sie in der Regel.

Zittern, teils in Form eines allgemeinen Tremors, teils als Intentionstremor, ist einige Male beschrieben worden. Manchmal sind diese Symptome von anderen Merkmalen so überdeckt, daß sie im Krankheitsbild zurücktreten, hie und da stehen sie im Vordergrund und erinnern an das Syndrom des akuten cerebralen Tremors (ZAPPERT).

21. 1929, Fall 3, Mädchen, $7^1/_2$ Jahre, Kärnten. — 8. V. Impfung. 18. V. Erbrechen, Kopfschmerz, Benommenheit, aber keine Somnolenz. Leichte meningeale Symptome. Linker Fuß Spitzfußstellung, PSR. lebhaft. Schon am Tage der Erkrankung allgemeiner lebhafter Tremor, der bei Intentionsbewegungen zunimmt. Am 23. V. Tremor noch vorhanden, Kernig und Nackensteifigkeit noch angedeutet. Heilung. (Kinderspital Klagenfurt.)

Das Auftreten von Lähmungen periferen Charakters, auf das schon LUCKSCH, LEINER, ZAPPERT u. a. aufmerksam gemacht haben, konnten wir in vereinzelten Fällen beobachten. Allerdings waren diese Lähmungen nur Teilerscheinungen anderweitig schwerer Krankheitsbilder.

22. 1929, Fall 42, Mädchen, 7 Jahre, Niederösterreich (Spital Klosterneuburg). — Impfung 23. IX. 4 bis 5 Tage später Fieber. 3. X. Temperatur 39°. Dann Fieberabfall, Schul- und Kinobesuch. Vom 4. X. abends bis 6. X. hohes Fieber bis 40°. 6. X. Schluckschwierigkeiten, Benommenheit, Nackensteifigkeit, Kernig. In den nächsten Tagen, nach Abfall, wieder Temperatur bis 40°, Blasenstörung, muß katheterisiert werden. Trismus, Somnolenz. Beine schlaff, PSR. und ASR. fehlen, kein Babinski. Auch Arme zeigen Paresen und Reflexverlust. 15. X. Bewußtsein freier, Temperatur dauernd über 39°. Parese des linken Armes etwas besser. Kann schlecht husten. Vom 20. bis 26. X. Temperatur sinkend um 38°. Zunehmender Opisthotonus. Starke Schmerzen im rechten Arme, jammert Tag und Nacht. Cystitis. Beginnender Decubitus. Beine weiter gelähmt und reflexlos. Rechter Arm ebenfalls gelähmt, **linker Arm kann erhoben werden, Finger etwas beweglich, hingegen Dorsalflexion der Hand nicht möglich; typische „hängende Hand".** 27. bis 29. X. Temperatur um 38°. Beweglichkeit linker Arm etwas besser, rechter Arm noch recht eingeschränkt. 30. X. bis 2. XI. Temperatur unter 38°. Mit linkem Arm alle Bewegungen möglich, rechts Bewegungen im Ellbogen und Hand aber kraftlos. Erheben des Armes nicht möglich. Reflexe an den Armen auslösbar. An den Beinen noch keine Bewegungen möglich, fehlende Reflexe. 5. bis 7. XI. Temperatur zirka 37,9°, Puls labil, Decubitus an mehreren Stellen. Rechte Handbewegungen frei, aber **Pronation und Supination** nicht möglich. Auch Erheben im Schultergelenk noch nicht ausführbar. Beinbewegungen nur im Hüftgelenk möglich. Blasenspülungen. Dauerkatheter. 9. bis 14. XI. Temperatur wechselnd, vorübergehend bis über 39°. Cystitis, aber Spontanentleerung schon möglich. Beinbewegungen und Sehnenreflexe wiederkehrend. 15. bis 19. XI. Armbewegungen bis auf ein deutliches **Hängenlassen der rechten Hand** frei, Reflexe o. E. lebhaft. Beine können gehoben und gestreckt werden. PSR. rechts angedeutet, links fehlend. Verläßt am 19. XI. nach zirka 6wöchiger Krankheit das Spital in gebessertem Zustand. **Nachuntersuchung im Jahre 1935** ergibt bis auf geringe Schwäche des rechten Beines völlige Gesundheit. Auch die Blasenstörungen, die einige Jahre angedauert hatten, sind geschwunden.

Aus dieser ausführlichen Krankengeschichte, der wir nur das Wichtigste entnehmen, ist ersichtlich, daß neben anderen schweren Krankheitssymptomen deutliche Paresen beider Arme von peripherem Typus bestanden haben.

In einem anderen Fall, der unter dem Bild einer tödlichen LANDRYschen Paralyse verlief, ist in der klinischen Krankengeschichte eine Armlähmung nach dem „Typus der Ulnarislähmung" notiert.

Ausgesprochene Hirnnervenlähmungen treten bei der Enc. pv. gegenüber anderen Encephalitisformen zurück. Wohl findet man oft Strabismus, Nystagmus, Ptosis sowie Facialisungleichheit in den Krankengeschichten angegeben, aber hierbei handelt es sich meistens um wenig ausgeprägte, bald vorübergehende Erscheinungen, die nicht als Lähmungen gewertet werden können. Angaben über ungleiche, träge oder gar nicht reagierende Pupillen finden sich sehr häufig; es ist dies ein Begleitsymptom schwerer soporöser oder konvulsivischer Zustände. Veränderungen am Augenhintergrund haben wir in keinem Fall vorgefunden.

Immerhin gibt es vereinzelte Fälle von Augenmuskellähmungen, auf die schon LUCKSCH hingewiesen hat.

Es sei auf den bereits erwähnten Fall 19 hingewiesen (22jährige Frau) (S. 44), bei dem neben anderen ungewöhnlichen Symptomen eine Abducensparese mit Doppelbildern beobachtet worden ist.

1930, Fall 30, Knabe, 7 Jahre, Kärnten. — Impfung 26. VI. 2. bis 3. VII. mit Fieber erkrankt. Keine Nackensteifigkeit. 5. VII. linksseitige Oculomotoriuslähmung mit Doppelsehen. Nystagmus, linksseitige Facialisparese. Fieber rasch zurückgegangen.

Über diesen Fall liegen so wenig Daten vor, daß man ihn schwer verwerten kann; wir führen ihn als zweifelhaft.

23. 1929, Fall 45, Knabe, 6 Jahre, Steiermark. — Impfung 29. IX. Erkrankt 8. oder 9. X. Mattigkeit, Apathie, will nicht aufstehen, Gähnen. Strabismus im Sinne einer beiderseitigen Abducensparese. Keine meningealen Erscheinungen. Kopf wird schwer gehoben. BDR. vorhanden, PSR. sehr lebhaft, ASR. kaum auslösbar, Gang anfangs etwas taumelnd. Rasche Heilung.

24. 1933, Fall 35, Knabe, 6 Jahre, Tirol. — Impfung 23. VI. Krankheitsbeginn 13. VII. Temperatur bis über 40,5°. Vorübergehende Geistesabwesenheit. Aufbäumen und Steifheit des Körpers. Kurze Zeit Irrereden. Untersuchung Assistent Dr. REISCH. Bewußtsein wieder normal. Erregtheit. Leichte Nackensteifigkeit, Kernig angedeutet. Druckempfindlichkeit der Nackenmuskulatur. Linke Pupille etwas weiter als rechte. Lidspalte links etwas enger. Leichter Strabismus. Doppelbilder beim Blick nach links. Leichte Ptosis links. Sonst keine Lähmungen. Reflexe vorhanden. Babinski fehlt.

Facialislähmungen ohne Augenmuskellähmungen kommen manchmal vor, treten aber im Krankheitsbild gegenüber anderen Symptomen zurück.[1]

25. 1935, Fall 1, Mädchen, 9 Jahre, Oberösterreich (**Prof. STIEF-LER**). — Impfung 27. V. Am 4. VI. Fieber, Kopfschmerz, Delirien, Schmerzen im geimpften Arme. Vorübergehende Besserung, dann neuerdings Fieber. Krankheitsgefühl, Kopfschmerzen. Am 5. Krankheitstage leichte linksseitige Facialislähmung. Außerdem starker Chvostek (schon früher?). Sonst keine schweren Krankheitssymptome. Rasche Heilung.

26. 1932, Fall 4, Mädchen, 8 Jahre, Niederösterreich (St. Annen-Kinderspital). — Impfung 3. V. 15. V. Erbrechen, Schlafsucht, Fieber bis 40°. Tiefe Bewußtlosigkeit. Harn unter sich. Facialis links alle Äste paretisch, Augenmuskeln frei. Schwere Nahrungszufuhr (Verschlucken beim Trinken). Beine rigid, PSR. fehlen, ASR. rechts gesteigert, links kaum auslösbar, rechts deutlicher Fußklonus. Arme, Muskeln rigid. Reflexe o. E. lebhaft. Mäßige Nackensteifigkeit. Kernig, Brudzinski negativ. BDR. nicht auslösbar. Puls bis 144. Später klonische Krämpfe. Petechien am linken Oberschenkel. Liquor ohne Besonderheit. Exitus 20. V. Obduktion.

Wenn, wie aus diesen Beispielen ersichtlich, Augenmuskel- und Facialislähmungen zuweilen vorkommen, so sind sie doch kaum je so ausgeprägt, um das Bild der Encephalitis pontis et cerebelli (REDLICH) in Erscheinung treten zu lassen. Auch Syndrome nach Art eines Hirntumors mit scharf lokalisierbaren Gehirnherden sind bei der Enc. pv. nicht zu beobachten.

Zuweilen sind die tieferen Hirnnervenzentren befallen und es kommt zu bulbären Störungen. Außer den schon erwähnten Schluckbeschwerden kommen noch Sprachschwierigkeiten, Aphonie zur Beobachtung; eine Atemlähmung führt meist bald zum Tode. Derartige Fälle, die, wie wir noch ausführen werden, zur Aufstellung einer eigenen Gruppe bulbärer Formen berechtigen, sind zwar nicht häufig, aber sehr gefährlich. Atemlähmung kann auch das Schlußstadium aufsteigender Lähmungen nach Art einer LANDRYschen Paralyse bilden.

Sprachstörungen müssen keineswegs immer bulbär bedingt sein. Sie finden sich häufig als Begleitsymptom somnolenter

---

[1] Im Jahre 1937 sah ZAPPERT einen Fall von typischer periferer Facialislähmung (ohne andere Hirnnervensymptome), der innerhalb der gewöhnlichen Inkubationszeit nach der Impfung aufgetreten war.

Zustände, haben auch zuweilen das Aussehen einer motorischen Aphasie.

Als ein ernstes Symptom muß der Trismus angesehen werden, der schon in den ersten Beobachtungen von LUCKSCH aufgefallen war. Man sieht ihn als Begleitsymptom schwerer cerebraler Erkrankungsformen oder auch gleichzeitig mit bulbären Symptomen. Mit Tetanus hat dieser Trismus nichts zu tun. Einige in Amerika beobachtete Tetanusfälle nach Impfungen waren keine ungewöhnlichen Formen einer Enc. pv., sondern echte Tetanuserkrankungen, die durch Verunreinigung der auf die Impfstelle angebrachten Schutzringe durch Tetanusbazillen bedingt waren (McCoy und BENGSTON, ARMSTRONG).

Hie und da wird der Ablauf der Krankheit durch psychische Störungen unterbrochen. Wir haben drei derartige Fälle verzeichnet.

27. 1931, Fall 19, Knabe, $5^3/_4$ Jahre, Niederösterreich. (Spital Neunkirchen.) — Geimpft 9. VI. 17. und 18. VI. Fieber bis 38°. 19. VI. 39,6°, 20. VI. fieberfrei. 21. VI. nach Ausflug Kopfschmerz, Erbrechen, Fieber, Schluckbeschwerden, Schlafsucht (Diagnose Halsentzündung ?). Bis 26. VI. Schlafsucht andauernd, dann wach, teilnahmslos, fieberfrei. 30. VI. sehr aufgeregt, spricht immer, Furcht vor bestimmten Menschen, unruhig, macht den Eindruck einer Geistesstörung. Bis zum 4. VII. dauernd überlebhaft, erzählt viel, gibt an, nahe Dinge zu weit zu sehen, seine eigene Stimme zu laut zu hören. Nachuntersuchung 1935 gesund.

9. 1932, Fall 13, Mädchen, 12 Jahre, Oberösterreich (Gutachten Dr. WIMMER). — (Über Inkubation s. S. 38.) Erkrankt 19. VI. Schüttelfrost, Fieber, Müdigkeit, Kopfschmerz, Schlafsucht. 20. VI. wieder Schulbesuch. 21. Verschlechterung, Schmerzen, Somnolenz, später Sopor. 23., 24. VI. Sopor andauernd, unruhige unkoordinierte Bewegungen der Extremitäten, mäßige Nackensteifigkeit, Pupillen weit, träge reagierend, Fieber bis 40°. Obere Extremitäten anfangs schwer beweglich, rasch sich bessernd, Beine anfangs unbeweglich, dann spastisch, Reflexe u. E. eine Zeitlang fehlend, Babinski positiv. Spontaner Harnabgang. Temperatur absinkend. 5. VII. Nachlassen der Spasmen. 20. VII. Rekonvaleszenz, unsicherer Gang. Auftreten psychischer Störungen, „Verwirrtheit, ständig psychomotorische Unruhe und Erregung, teils manisch gereizt, teils depressiv — ängstlich, schwer fixierbar. Zuweilen waren entsprechende Sicherungsmaßregeln notwendig". Am 26. VII. Zustand im Abklingen, Kranke ist fixierbar, ruhiger geordnet, zeigt aber noch immer Affektschwankungen und große psychische Erregbarkeit. Gröbere Intelligenzdefekte nicht nachweisbar. Völlige Heilung.

28. 1935, Fall 17, Mädchen, 9 Jahre, Oberösterreich. — 14. V. Impfung. Nach 8 Tagen beim Aufgehen der Pusteln hohes Fieber.

Dann fieberfrei. 28. V. Verwirrtheit. Nachts sehr unruhig, springt aus dem Bette. 30. Verschlimmerung. In den nächsten Tagen Bewußtseinsstörung, Unruhe, unmotiviertes Lachen, spricht nicht, befolgt aber Aufträge. Temperatur bis 38,6°. Stuporartiges Bild mit Aufregungszuständen. Keine Lähmungen, keine Nackenstarre. 1. VII. Besserung, dann rasche Heilung. 7. VII. normal, aber noch positiver Babinski.

Während in den beiden ersterwähnten Fällen psychische Störungen sich erst im Rekonvaleszenzstadium einstellten, ist im letzten Fall ein anfangs erregtes, dann stuporöses Verhalten schon zu Beginn der Krankheit aufgetreten und hat den ganzen Krankheitsverlauf beherrscht.

Zu den häufigsten und lästigsten Symptomen der Enc. pv. gehören Störungen von seiten der Blase. Es handelt sich hierbei keineswegs nur um die unfreiwillige Entleerung oder die Zurückhaltung des Harns, die man bei benommenen Kranken oft findet, sondern um eine oft frühzeitig einsetzende und über das akute Krankheitsstadium andauernde Alteration der Harnfunktion. Gewöhnlich besteht eine Retention, die bald zur Anlegung des Katheters, zuweilen eines Dauerkatheters, führt und gar nicht selten schwere, die Krankheit in die Länge ziehende Blasenentzündungen zur Folge hat.

Manchmal kennzeichnete sich die Blasenstörung als Frühsymptom der Krankheit.

29. 1935, Fall 3, Mädchen, 9 Jahre, Oberösterreich. — Impfung 20. V. 2. VI. Exanthem auf der Brust (?), Fieber, Beschwerden beim Urinieren. Keine Lähmungen, Sensorium klar. Am 2. Krankheitstage Trübung des Sensoriums. Zunehmende Blasen- und Mastdarmlähmung. Keine Nackensteifigkeit, Extremitäten frei BDR., ASR., PSR. fehlend, Babinski stark gesteigert. Am 3. Krankheitstage schweres Koma, Trismus. Temperatur bis 39,6°. 4. Krankheitstag Exitus.

4. 1935, Fall 5, Mädchen, 7 Jahre, Oberösterreich. — Impfung? (s. Inkubationszeit S. 37). Erkrankt 15. VI. Kopfschmerz, Kältegefühl, Fieber, Blasenstörungen. Am 18. VI. hohe Temperatur bis 40°, starke motorische Unruhe, Bettnässen, Sensorium erst am 3. Krankheitstage getrübt. Dann Apathie. Nackensteifigkeit angedeutet. BDR. vorhanden, PSR. schwer auslösbar. 20. VI. noch 38°. Heilung. (Gutachten Prof. STIEFLER, Krankenhaus Wels.)

In dem folgenden Fall traten Blasenstörungen erst nach Ablauf der leichten akuten Erscheinungen auf.

30. 1935, Fall 2, Mädchen, 8 Jahre, Oberösterreich. — 6. VI. Impfung. 13. VI. abends Kopfschmerz, Fieber bis 39°. 14. VI.

leichte rechtsseitige Facialisparese. 15. VI. fieberfrei. Vom 16. bis 18. bei sonstigem Wohlbefinden Blasenbeschwerden (Retention). 18. VI. gesund. (Gutachten Prof. STIEFLER.)

Die Bedeutung von Blasenstörungen neben anderen schweren Krankheitssymptomen wird durch Fall 22 (S. 49) kenntlich, bei dem sie schon sehr frühzeitig aufgetreten waren und wegen einer aufgetretenen Cystitis noch nach fünf Wochen die Anlegung eines Katheters und Blasenspülungen notwendig machten.

Als Begleitsymptom schwerer Hirnerkrankungen sieht man bei kleinen Jungen zuweilen Erektionen. Incontinentia alvi wird nur als Folge tiefer Bewußtseinsstörungen beobachtet.

Liquorbefunde liegen in recht großer Zahl vor. Einige Beispiele mögen die Befunde kennzeichnen:

31. 1929, Fall 5. — Klar, mäßiger Druck. Im Zentrifugat spärliche Rundzellen mononuclearer Form. Keine polynuclearen Elemente. Keine Mikroorganismen. Kultur steril. (Wien, Wilhelminenspital.)

32. 1929, Fall 15. — Druck erhöht. Pandy deutlich positiv. Stäubchenförmige Trübung des Liquors. Nach wenigen Stunden Absetzen eines spinngewebeartigen Gerinnsels. Im Ausstrichpräparat zahlreiche Zellen, vorwiegend Lymphocyten, spärliche polymorphkernige Leukocyten. Keine Mikroorganismen. (St. Annen-Kinderspital, Wien.)

33. 1930, Fall 24. — Geringer Druck. Klarer Liquor. Pandy positiv. Nonne-Apelt negativ. 167/3 Zellen (122 Lymphocyten, 16 Neutrophile, 29 Erythrocyten). Liquorzucker 71 mg%, Spinnwebengerinnsel beim Stehen. (Wien, Karolinen-Kinderspital.)

34. 1930, Fall 4. — Klar, Pandy stark positiv. Nonne-Apelt positiv. Wassermann negativ. 16/3 Zellen (Lymphocyten). Steril. (Neunkirchner Krankenhaus.)

35. 1931, Fall 12. — Druck beträchtlich gesteigert. Wasserklar. Pandy positiv. Zellen 32/3. (Wien, St. Annen-Kinderspital.)

36. 1932, Fall 8. — Druck 260 mm. Nonne-Apelt schwach positiv. Pandy positiv. Zucker fehlt. Lymphocyten 17/3. Encephalogramm normal konfiguriert. (Kinderspital Graz.)

37. 1932, Fall 11. — Druck erhöht. Wasserklar. Nonne-Apelt und Pandy negativ. Nißl 2 bis 3 mm, Zucker vermindert. Zellen 64/3, vorwiegend Lymphocyten. (Kinderspital Graz.)

38. 1933, Fall 20. — Druck stark erhöht. Klare Flüssigkeit. Pandy positiv. Zucker 25 mg%, 13/3 Zellen, Leukocyten. (Wien, Mauthner-Markhof-Kinderspital.)

39. 1933, Fall 24 (gestorben). — Liquor leicht getrübt. Druck erhöht. Pandy stark positiv. Nonne-Apelt positiv, 2164/3 Zellen, meist Lymphocyten. (Neunkirchner Krankenhaus.)

40. 1933, Fall 36. — Mäßig erhöhter Druck, staubig trüb. Nonne-Apelt positiv, 430/3 Zellen ($^4/_5$ Leukocyten, $^1/_5$ Lymphocyten. (Wiener Kinderklinik.)

41. 1935, Fall 11. — Pandy, Nonne-Apelt positiv. Zucker etwas vermindert. 504/3 Zellen. (Wiener Kinderklinik.)

42. 1935, Fall 12. — Klar, Pandy, Nonne-Apelt positiv. Zucker etwas vermehrt. Zellen 284/3. (Wien, Elisabethspital.)

Man kann aus diesen Beispielen ersehen, daß gleichmäßige, charakteristische Liquorbefunde bei der Enc. pv. nicht bestehen. Die Flüssigkeit ist gewöhnlich wasserklar, manchmal auch stäubchenartig getrübt, Nonne-Apelt und Pandy sind meistens positiv, manchmal sogar sehr ausgeprägt. Der Zuckergehalt wird einige Male als etwas vermindert angesehen. Die Zellenzahl ist sehr verschieden, meistens recht gering, doch zuweilen stark vermehrt, ja im Falle 39 so reichlich, daß man an eine eitrige Meningitis denken könnte, wenn nicht vorwiegend Lymphocyten vorhanden gewesen wären. Der Druck ist meistens etwas gesteigert. Daß der klinische Befund mancher meningealer an tbc.-Meningitis erinnernder Fälle auch durch den Liquorbefund keine Aufklärung finden muß, zeigt das gelegentlich vorkommende Spinnweben-gerinnsel im Liquor. Die Abwesenheit von Mikroorganismen konnte dort, wo darnach gesucht wurde, festgestellt werden.

Etwas eingehender wollen wir das Fieber besprechen, da es eines der frühesten und ständigsten Symptome der Krankheit ist. Doch gibt es auch Fälle, bei denen Fieberlosigkeit oder nur ganz geringe Temperatursteigerungen ausdrücklich vermerkt sind. Es muß allerdings bei diesen und auch bei später zu erwähnenden Angaben über den Eintritt des Fiebers nicht vergessen werden, daß die Kinder vor oder ohne Spitalsaufenthalt oft recht unregelmäßig gemessen worden waren.

Folgende Beispiele zeigen eine sehr geringe bzw. keine Temperaturerhöhung:

43. 1929, Fall 27, Knabe, $2^3/_4$ Jahre, Tirol (Arztenskind). — 11. VI. geimpft. 24. VI. Sprachstörungen, Schluckbeschwerden bei normalem Halsbefund. Bewußtsein betrübt, Gehen und Stehen nicht möglich. Temperatur vorübergehend 37,5°, sonst normal. In 4 Tagen geheilt.

44. 1930, Fall 29, Knabe, 7 Jahre, Oberösterreich (Gutachten Prof. STIEFLER). — 17. VI. geimpft. 26. VI. Impfpusteln aufgegangen. Müdigkeit. 28. VI. Schulbesuch. 30. VI. rasch aufgetretene Schlafsucht, Bettlägerigkeit, Benommenheit. Vom 1. bis 6. VII.

schwer krank. Somnolenz, Zuckungen in den Extremitäten. Nackenstarre, Reflexe herabgesetzt, Puls verlangsamt (bis 56). 10. VI.
schlagartige Besserung, dann rasche Wiederherstellung. Der behandelnde Arzt bemerkt am 1. VII. ausdrücklich, daß während der
ganzen Krankheit die Temperatur 36,8° nicht überstiegen habe.

In anderen Fällen tritt wohl bald nach der Impfung ein
leichtes Impffieber auf, das bald schwindet, während die später
entstehende Enc. pv. fieberlos abläuft.

45. 1929, Fall 25, Knabe, 9 Jahre, Oberösterreich. — Impfung
11. VI. Vom 17. bis 19., das ist vom 6. bis 8. Tag, etwas Fieber.
Dann Wohlbefinden bis 22. VI. An diesem Tage Kopfschmerz,
Erbrechen, schlief in der Schulbank ein. 23. VI. Schlafsucht, Be-
nommenheit, doch auf Fragen Antwort. Nackensteifigkeit, Kernig,
Stöhnen. Harn und Stuhl unter sich. Verdacht einer tbc.-Meningitis.
Durch 1 Woche krank, dann Besserung. Während der ganzen Krank-
heit angeblich kein Fieber.

Recht häufig sind Fälle, bei denen nach der Impfung ein
mehr oder weniger hohes Fieber auftritt, dem einige
Tage Fieberlosigkeit folgen, worauf sich dann unter neuer-
lichem, meist beträchtlichem Fieber die Enc. pv. entwickelt.

Diese erste Fieberzacke kann ganz gering sein, ähnlich
wie dies v. PIRQUET als „prämonitorisches Fieber" bei der gewöhnlichen Impfreaktion beschreibt, und wird wohl oft übersehen.

46. 1929, Fall 24, Knabe, 6 Jahre, Niederösterreich (Spital
Waidhofen a. Y.). — Impfung 10. VI. In den nächsten Tagen leichte
Temperatursteigerung. Dann Wohlbefinden bis zum 21. VI. An
diesem Tage Kopfschmerz, Unbehagen, Temperatur 39°. Nachts
unruhig, spricht unverständlich, erkennt Umgebung nicht. 22. VI.
Temperatur über 38°, Schlafsucht, Zuckungen in Gesicht und Händen,
Zähneknirschen, Strabismus divergens, Pupillen weit, schwach
reagierend, Stuhl und Harn ins Bett. Keine Lähmungen. Reflexe
u. E. gesteigert. Liquor klar, ohne Gerinnsel. Fieber bis zum 25. VI.
Dann rasche Besserung. 6. VII. Spitalsentlassung.

Oder es ist schon die erste Temperatursteigerung eine hohe,
der dann nach kurzem Stadium der Fieberlosigkeit neuerlich Fieber
folgt.

47. 1935, Fall 12, Mädchen, 16 Jahre, Wien. — Erstimpfung
11. V. Nach 6 Tagen Fieber bis 38° durch einige Tage. Dann 3 Tage
fieberfrei. Am 24. V. neuerlich Fieber bis 39°. 25. V. Bewußtlosigkeit. Schweres typisches Krankheitsbild mit schwankender Temperatur. Heilung. (Elisabeth-Spital.)

48. 1933, Fall 25, Mädchen, 10 Jahre, Niederösterreich (Spital Neunkirchen). — 8. VI. Impfung. 15. VI. hohes Fieber, starke Lokalreaktion. Dann Wohlbefinden, Schulbesuch bis 19. VI. An diesem Tag Erbrechen, Mattigkeit, Fieber bis 39,8°. Nächsten Tag Bewußtseinstrübung, Schlafsucht, Nackensteifigkeit, Hyperaesthesien. BDR. nicht auslösbar. Keine Lähmungen. Reflexe u. E. vorhanden. Kein Babinski. Liquor ohne Besonderheit. Heilung.

Zuweilen sieht man ein schubweises, von mehreren fieberfreien Intervallen unterbrochenes Einsetzen des Fiebers, das erst nach einigen Tagen den Höhepunkt erreicht.

49. 1933, Fall 28, Knabe, 8 Jahre, Oberösterreich. — Impfung am 7. VI. Einige Tage später beim Aufgehen der Pusteln leichtes Fieber. Dann mehrere Tage fieberfrei. 14. VI. plötzlich Fieber über 39°. 15. VI. fieberfrei, Kirchenbesuch. 16. und 17. neuerlich Fieber bis 39°. Bettlägerigkeit. 18. VI. wieder wohlauf, Kirchenbesuch. In der Nacht vom 19. auf den 20. VI. hohes Fieber, Delirien. 20. VI. Schlafsucht, Erbrechen, Kopfschmerz, Nackensteifigkeit, Kernig, Überempfindlichkeit von Haut und Muskeln. Temperatur über 38°, Puls 70. Keine Lähmungen. Reflexe normal. Dauer der Benommenheit 4 Tage, des Fiebers 5 Tage. Dann rasche Heilung.

In einer großen Zahl von Fällen tritt das Fieber rasch, ohne Vorboten zugleich mit den anderen Krankheitszeichen auf. Gewöhnlich ist es gleich zu Beginn sehr hoch, manchmal erreicht es erst in wenigen Tagen den Höhepunkt. Für den letzteren Verlauf dienen folgende zwei Beispiele:

50. 1931, Fall 20, Mädchen, 11 Jahre, Niederösterreich. — 9. IV. Impfung. Ab 17. VI. Temperatursteigerungen von 37,5 bis 38° mit starken Schwankungen. Schluckbeschwerden, Halsschmerzen, Erbrechen. Dann bei mäßigen Temperaturen Somnolenz, Reizbarkeit. Erst am 3. VII. hohes Fieber ohne Remissionen. Leichte Parese der u. E. Geringe Nackensteifigkeit. Kernig positiv. Nachuntersuchung: Schlechte Schulerfolge. Sonst gesund. (Spital Neunkirchen.)

38. 1933, Fall 20, Mädchen, 10 Jahre, Niederösterreich. — 28. VI. Impfung. Bis 4. V. Schulbesuch. Dann Fieber bis über 38°, zeitweise bettlägerig. 10. V. rasches Steigen des Fiebers bis über 39°, Erbrechen, Sprachschwierigkeiten, Somnolenz, Nackensteifigkeit, Kernig, Dermographismus. BDR. vorhanden, PRS. lebhaft, kein Babinski. Genauer Liquorbefund s. S. 54. Wechselndes Verhalten mit vorwiegend meningealen Symptomen. 17. V. Wohlbefinden. (Mauthner-Markhof-Spital.)

Aus der Menge der Fälle, bei denen das Fieber gleich im Beginn hoch einsetzt und sich zu einer Kontinua mit geringen Schwankungen entwickelt, seien nur wenige Beispiele angeführt:

51. 1932, Fall 25, Mädchen, 8 Jahre, Niederösterreich. — Impfung 24. VI. Verlauf der Impfreaktion ohne Besonderheiten. Am 7. VII. schlagartiges Ansteigen der Temperatur bis auf 40°. Benommenheit. In den nächsten Tagen zunehmende Bewußtlosigkeit, Nackensteifigkeit, Kernig. Beine werden nicht bewegt. Reflexe u. E. nicht auslösbar. BDR. fehlen, Harnverhaltung, Schluckbeschwerden. Kontinua um 40° bis 12. VII. An diesem Tage Fieberabfall, Somnolenz, Schluckbeschwerden geringer. 15. VII. neuerlich Fieberanstieg. Rapider Verfall. Exitus. Man wird wohl den terminalen Temperaturanstieg nach scheinbarer Besserung auf eine hinzugetretene Pneumonie beziehen können.

52. 1930, Fall 11, Mädchen, 7 Jahre, Niederösterreich (Wiener Kinderklinik). — 3. VI. Impfung. 16. VI. erkrankt mit Kopfschmerzen, Fieber bis über 39°. Nächsten Tag Steigerung des Fiebers bis über 40°. Unruhe, Nackenschmerzen. Kann nicht urinieren, kann nicht sitzen. BDR. nicht sicher auslösbar. Reflexe u. E. lebhaft. Muß einige Tage katheterisiert werden. Rasche Besserung.

53. 1935, Fall 16, Mädchen, 5 Jahre, Niederösterreich (Spital Wr. Neustadt). — 8. X. geimpft. Erkrankt 22. X. Hohes Fieber, Bewußtlosigkeit, Erbrechen. Temperatur in den nächsten Tagen dauernd sehr hoch. Bradykardie (56), Blasenstörung, muß katheterisiert werden. Nackensteifigkeit. Kernig vorhanden. Starke Schmerzen bei Bewegung der Wirbelsäule. O. E. spastisch, u. E. paretisch. Liquor 33/3 Zellen ohne Besonderheiten. Besserung.

Die hier angeführten Fiebertypen geben ein Bild der verschiedenen Formen, unter denen das Fieber einsetzen und verlaufen kann. Irgendeine charakteristische Fieberkurve ist hierbei nicht zu erkennen.

Die Dauer des Fiebers, die sich keineswegs mit der Dauer der Krankheit decken muß, ist recht verschieden. Manchmal hört man, daß das Fieber bereits nach zwei bis drei Tagen wieder geschwunden ist, häufiger hält es vier bis sieben Tage an, gar nicht selten zieht es sich durch zwei bis drei Wochen hin. Eine noch längere Fieberdauer ist meistens durch Komplikationen, wie Cystitis, Pneumonie, Decubitus, bedingt.

Auch der Ablauf des Fiebers ist kein gleichmäßiger. Oft ist er so „schlagartig“, daß man darin den verblüffenden Erfolg einer eingeleiteten Behandlung erblicken könnte, häufiger ist er ein langsamer, zuweilen von fieberfreien Tagen unterbrochener.

Daß die Höhe des Fiebers meist sehr beträchtlich ist, kann aus den mitgeteilten Krankengeschichten ersehen werden. Namentlich im Beginn steigt es oft über 39° und kann durch einige Tage eine kontinuierliche Höhe von 39 bis 40° aufweisen. Es muß darin kein lebensbedrohendes Merkmal gelegen sein. Häufiger sinkt die hohe Anfangstemperatur bald ab oder erreicht nicht mehr diese Höhe. Hyperpyrexien mit Temperaturen bis 41° kommen vor und sind ein bedrohliches, manchmal direkt präagonales Symptom.

Schüttelfröste leiten nicht selten die Krankheit bzw. das Fieber ein, verlieren sich aber im weiteren Krankheitsverlaufe.

Hier und da sind **Herpesbläschen** verzeichnet, die aber nicht zu den häufigen Begleitsymptomen des Fiebers bei der Enc. pv. gehören.

Es ist aus dem Vorstehenden die **große Verschiedenheit des Fiebers** zu ersehen, das die Enc. pv. einleitet **oder begleitet. Diagnostische oder prognostische Schlüsse sind aus der Art und dem Verlaufe des Fiebers kaum zu ziehen.**

Zum Schluß seien noch einige **Blutbefunde** mitgeteilt:

54. 1933, Fall 2, Wiener Kinderklinik.

	Befund 20. V.	24. V.
Leukocyten	7000	9800
Stabkernig	15%	7%
Segmentform	43%	74%
Eosinophil	2%	1%
Lymphocyten	30%	14%
Mononucl.	10%	4%

39. 1933, Fall 24, Liquorbefund S. 54, Neunkirchner Krankenhaus.

Leukocyten	3990
Neutrophil	90%
Lymphocyten	7%
Mononucl.	3%

55. 1933, Fall 45, Neunkirchner Krankenhaus.

Leukocyten	9950
Neutrophil	51%
Lymphocyten	29%
Monocyten	16%
Eosinophil	1%
Mastzellen	1%
Plasmazellen	2%

56. 1933, Fall 25, Neunkirchner Krankenhaus.

Leukocyten	18600
Neutrophil	83%
Lymphocyten	9%
Monocyten	8%

Diese Blutbefunde sind in keiner Weise charakteristisch. Man findet ebenso Leukocytosen als Leukopenien, größere und geringere Anzahl von Lymphocyten, spärliche und erhebliche Mengen von Monocyten. Diagnostisch sind die Blutbefunde ebensowenig verwertbar, wie die Ergebnisse der Lumbalpunktion.

Der Allgemeineindruck der Kranken ist namentlich bei den soporösen Formen ein sehr schwerer. Auf die Umgebung wirkt die Bewußtlosigkeit und die ungenügende Ernährbarkeit des Kindes alarmierend und läßt sie das Schlimmste befürchten. Auch die schweren meningealen Formen, bei denen manchmal starke Schmerzen bestehen, machen einen recht beunruhigenden Eindruck. Glücklicherweise ändert sich das schwere Krankheitsbild oft sehr rasch und ein noch vor kurzem in tiefer Bewußtlosigkeit darniederliegendes Kind zeigt ganz vergnügtes, gesundes Aussehen. PRIESSL bringt in einer seiner Mitteilungen einige Bilder eines Knaben, die diese Besserung anschaulich darstellen.

Über die Dauer und den Ablauf der Krankheit wird in einem späteren Abschnitt berichtet werden.

B. Krankheitstypen.

Die beschriebenen Symptome stellen die Bausteine dar, aus denen sich die verschiedenen Krankheitsbilder zusammensetzen. Versuche, die klinischen Formen der Enc. pv. in bestimmte Formen einzuordnen, sind mehrfach gemacht worden (LUCKSCH, ECKSTEIN, KNÖPFELMACHER, ZAPPERT). Wir möchten nur die Einteilung von LUCKSCH anführen, die sich auf anatomische Grundlagen stützt. LUCKSCH unterscheidet:

1. Fälle von Meningitis serosa.

2. Fälle mit Gehirnsymptomen, die hauptsächlich durch Somnolenz gekennzeichnet sind. Hier gibt er folgende Unterabteilungen: a) rein somnolente Formen (ohne Augenmuskellähmungen mit positivem Babinski); b) tetanusartige Formen mit Trismus, Opisthotonus, Zuckungen der Extremitäten; c) eine kleine Gruppe mit Augenmuskellähmungen; d) Fälle mit kombinierten Hirn- und Rückenmarkssymptomen.

3. Fälle mit Rückenmarkssymptomen allein.

Außerdem erwähnt LUCKSCH auch Fälle, bei denen eine Beteiligung des peripheren Nervensystems angenommen werden muß.

Mit kleinen Abänderungen dieser Einteilung möchten wir unsere Fälle folgendermaßen gruppieren:

1. encephalitisch-soporöse,
2. meningitische,
3. myelitisch-paretische,
4. bulbäre Formen.

Eine tetanusartige Form haben wir nicht aufgestellt, weil deren Hauptsymptom, der Trismus, sowohl bei schweren cerebralen als bei bulbären Formen vorkommt, eine eigene Gruppe der Augenmuskellähmungen erscheint bei der geringen Zahl solcher Fälle nicht notwendig.

1. Encephalitisch-soporöse Formen.

Bei den Erkrankungen dieser Gruppe ist die Schlafsucht, die sich von einfacher Somnolenz bis zu tiefem Koma steigern kann, das markanteste Merkmal. Dieser Sopor tritt entweder allein auf oder er vereint sich mit meningealen und spinalen Symptomen.

Es folgen vorerst Beispiele für rein soporöse Krankheitsformen:

57. 1930, Fall 3, Knabe, 8 Jahre, Tirol (Kinderklinik). — 30. V. Impfung. 3. und 4. VI. Unwohlsein, Kopfschmerz, Schlafsucht. 6. VI. Bewußtlosigkeit, geringe Nackensteifigkeit, keine Lähmungen, Extremitäten spastisch. In den nächsten Tagen bei kleinen Schwankungen des Befindens dauernde Bewußtlosigkeit. Gestorben im Koma am 14. VI. Obduktion.

58. 1931, Fall 29, Knabe, 8 Jahre, Oberösterreich. — 26. VI. Impfung. 7. VI. Schüttelfrost, hohes Fieber. Sofortiges Auftreten schwerer Benommenheit, die bald in Koma übergeht. Keine Nackenstarre, keine Lähmungen. Gestorben an Pneumonie am 4. Krankheitstage.

59. 1929, Fall 43, Knabe, 6 Jahre, Tirol (Innsbrucker Krankenhaus). — 24. IX. Impfung. 7. X. Kopfschmerz, Schlafsucht, Temperatur bis 40,5°. In den nächsten Tagen dauernd Schlafsucht, Kopf nach hinten gehalten, ohne deutliche Nackensteifigkeit, die auch später nur kurz vorübergehend beobachtet wird. Keine Lähmungen. Grundreflexe beiderseits gleich, PSR. beiderseits vorhanden, BDR. anfangs vorhanden, dann fehlend. Kneifempfindlichkeit der Muskulatur. Geringes Zurückbleiben des Facialis rechts. Liquor klar, Nonne-Apelt und Pandy positiv. Cornealimpfung bei Kaninchen mit dem Liquor negativ, bis 9. X. hochfebril. 23. X. geheilt.

60. 1932, Fall 19, Knabe, 8 Jahre, Oberösterreich (Prof. STIEFLER). — 17. VI. Impfung. 27. VI. Impffieber, Kopfschmerz, Abgeschlagenheit. 30. VI. wieder Schulbesuch. Daselbst schwer erkrankt.

Abends Fieber um 38°, Bewußtlosigkeit. 3. und 4. VII. dauernder
Sopor. Keine meningealen Symptome. Keine Lähmungen. PSR.
und ASR. rechts fehlend, links schwach auslösbar. 5. VII. Vaccine-
injektion. Vom 8. VII. an rasche Besserung. Heilung.

Diese Fälle bilden Beispiele rein soporöser Erkrankungen ohne
meningeale oder spinale Begleitsymptome. Es handelt sich oft um
sehr schwere Fälle, bei denen sich rasch tiefe Bewußtlosigkeit ein-
stellt, die bald zum Tod führt.

In anderen Fällen treten zu den soporösen Erscheinungen
meningeale Symptome hinzu, so daß man von soporös-menin-
gealen Krankheitsbildern sprechen kann.

35. 1931, Fall 12, Mädchen, 6 Jahre, Wien. — 11. VI. Impfung.
26. VI. Fieber, Appetitlosigkeit, Schlafsucht, die sich innerhalb
zweier Tage zu schwerem Sopor steigert. Pupillen weit, träge reagierend. Leichter Strabismus convergens. Deutliche Nackensteifigkeit, Kernig, Brudzinski positiv. Extremitäten etwas rigide, aber
ohne Lähmungen. Liquor s. S. 54. 15. VII. geheilt. (St.-Annen-
Spital.)

61. 1931, Fall 27, Knabe, 8 Jahre, Oberösterreich. — 7. VII.
Impfung. 20. VII. Fieber, Kopfschmerz. Rasch auftretender Sopor,
Delirien. Pupillen weit, träge reagierend. Deutliche Nackenstarre,
Kernig, Kahnbauch. Temperatur zirka 38°, Puls 60. Vorübergehend
Harninkontinenz. Keine Lähmungen. Liquor ohne Besonderheiten.
Heilung. (Spital Ried.)

62. 1933, Fall 9, Mädchen, 7 Jahre, Oberösterreich (Krankenhaus
Wels). — 11. V. Impfung. 20. V. Brechreiz, hohes Fieber. Bald
hierauf Bewußtlosigkeit. Delirien, leichte Zuckungen im Gesicht,
Strabismus. Nackensteifigkeit, Kernig vorhanden. Keine Lähmungen.
BDR. fehlen. Reflexe u. E. nicht auslösbar. Babinski rechts vorhanden, links fehlend. Aus Bewußtlosigkeit und delirantem Zustande
nicht erwacht. Nach 5tägiger Krankheit Exitus. Obduktion.

Zuweilen treten neben den soporösen Symptomen paretische
Merkmale in den Vordergrund, so daß somnolent-paretische
Syndrome entstehen.

63. 1931, Fall 4, Mädchen, $4^1/_2$ Jahre, Niederösterreich (Spital
Neunkirchen). — 27. V. geimpft. 5. VI. Fieber bis 38,6°. In den
nächsten Tagen starker Temperaturanstieg, Kopfschmerz, Bewußtlosigkeit. Sondenfütterung. Beine reflexlos, schlaff gelähmt. BDR.
nicht auslösbar. Keine Nackensteifigkeit, kein Kernig. Retentio
urinae. Liquor klar, Nonne-Apelt und Pandy stark positiv. Kultur
negativ. 23. V. auch Arme paretisch. Vom 28. V. Besserung,
zuerst der Arme, dann der Beine und der Temperatur. Verzögerung
der Rekonvaleszenz durch Decubitus. Dann Heilung. Krankheitsdauer zirka 9 Wochen.

64. 1933, Fall 23, Mädchen, 8 Jahre, Steiermark (Spital Mürz-zuschlag). — 26. V. Impfung. 6. VI. Kopfschmerz, Erbrechen, Bettlägerigkeit. Temperatur 39°. 9. VI. Sopor, bei starkem Anruf kurzes Erwachen, aber sofortiges Verfallen in Schlaf. Völlige Bewegungslosigkeit des Körpers. Extremitäten fallen schlaff herab. PSR. fast erloschen. Kein Babinski. Ptosis, sonst Augenmuskeln frei. Temperatur vorübergehend auf 36° sinkend, ohne Besserung des Allgemeinbefindens. Nahrungsaufnahme fast unmöglich. Liquor ohne Besonderheit. 12. VI. neuerlich hoher Temperaturanstieg. Erschwerte Atmung, Exitus. Obduktion. Histologischer Befund (Prof. DE CRINIS).

65. 1930, Fall 24, Mädchen, $7^1/_2$ Jahre, Wien (Karolinen-Kinderspital). — Impfung am 27. V. Vom 4. bis 7. VI. starke Impfreaktion mit hohem Fieber, Unruhe, Schlafsucht. 7. VI. außer Bett. 9. VI. neuerlich Fieber bis 39°, Kopfschmerzen, schrilles Aufschreien, Benommenheit. In den nächsten Tagen Zunahme der Benommenheit, maskenartiger Gesichtsausdruck. Keine Nackensteifigkeit, kein Brudzinski. Die Extremitäten werden anfangs gut bewegt, später nur geringe aktive Beweglichkeit. PSR. und ASR. links nicht auslösbar. Katalepsie. Idiopathische Muskelzuckungen. Deutliche Katalepsie. Liquor klar, geringer Druck. Pandy positiv, Nonne-Apelt negativ. Nach der zweiten Lumbalpunktion Kollaps mit schlechtem Puls. Klonische Zuckungen Gesicht und Extremitäten, Trismus. Dauernde Harnverhaltung. Vom 13. VI. Besserung der Harnentleerung und der Bewegungen der Extremitäten. Andeutung von Kernig und Nackensteifigkeit. 23. VI. geheilt entlassen.

Keineswegs scharf von den bisher erwähnten Fällen geschieden sind Erkrankungen, bei denen sich Symptome von seiten des Gehirns, des Meningen, des Rückenmarks zu soporös-meningeal-paretischen Krankheitsbildern vereinigen. Diese bilden die Mehrzahl der unter die encephalitischen Formen zu rechnenden Krankheitsfälle.

66. 1929, Fall 5, Knabe, 14 Jahre, Wien (Wilhelminenspital). — 15. V. Erstimpfung. 26. V. plötzlich mit Ohnmacht erkrankt. Temperatur bis 40°, Gehstörung. Soporös, reagiert nur auf energische Reize. Deutliche Nackensteifigkeit, Kernig positiv. Dermographismus deutlich. Beine schlaff gelähmt. PSR. und ASR. nicht auslösbar. Babinski vorhanden. An den Armen Rigor mit fibrillären Zuckungen. Linke Lidspalte etwas verengt. Nystagmus, Erektionen. Harnverhaltung (Katheter). Später auch Minderbeweglichkeit der Arme. Vom Rippenbogen abwärts Aufhebung der Empfindlichkeit für Schmerz und Temperatur. Decubitus. Allmähliche Wiederkehr der Beweglichkeit an den Armen und Beinen. Schließlich Steigerung der Reflexe an den u. E. bis zu Patellar- und Fußklonus. Nach fast 4wöchiger Krankheit geheilt (BIENENSTEIN).

67. 1929, Fall 56, Knabe, 10 Jahre, Burgenland (Spital Oberwarth). — 9. VI. geimpft. 20. VI. Kopfschmerzen, Fieber, Genickschmerzen, Urinverhaltung. 22. VI. Somnolenz, später tiefer Sopor. Starke Nackensteifigkeit. Träge Pupillenreaktion. In den Armen zeitweise unruhige, unmotivierte Bewegungen. Beine ganz schlaff, unbeweglich. PSR. und ASR. sowie Babinski fehlend. Liquor ohne Besonderheit. Temperatur dauernd zwischen 39 und 40°. Puls gut. Schweres Krankheitsbild. Dauerkatheter. Fieber bis 2. VII. Langsame Erholung. Nach 5wöchiger Krankheit am 25. VII. geheilt entlassen. Bei Nachuntersuchung völlige Gesundheit bis auf Enuresis.

68. 1933, Fall 43, Mädchen, 8 Jahre, Niederösterreich (Spital Mödling). — 30. VI. geimpft. Eine Pustel aufgegangen. 3. VII. Fieber. Nächsten Tag fieberfrei. 7. VII. Steifigkeit und Unbeweglichkeit der Beine, nachher Kopfschmerz, Bauchschmerz, Benommenheit, die sich bald zu Sopor steigert. Nackensteifigkeit, Kernig positiv. Pupillen träge reagierend. Dauernd Fieber. Später Beine paretisch. PSR. stark herabgesetzt. Babinski vorhanden. BDR. schwach auslösbar. Dauernd bewußtlos. Temperatur ante exitum 40°. Tod 12. VII. Obduktion. Histologischer Befund.

69. 1933, Fall 29, Knabe, 8 Jahre, Steiermark (Gutachten Prof. DE CRINIS). — 17. VI. Impfung. Aufgehen der Pusteln am 4. Tag mit Fieber. Am 21. VI. Schlafsucht, Kopfschmerz, Obstipation, Harnretention durch 24 Stunden, Temperatur 38°. Somnolent, leichte Nackensteifigkeit, Kernig links deutlich, rechts angedeutet. Beiderseits leichte Ptosis. Rechter Mundfacialis etwas schwächer. Gaumensegel wird wenig gehoben. Zentrale Sprachstörung. Herabsetzung der Schmerzempfindlichkeit, Beine psychomotorische Hemmung, keine Lähmung, PSR. und ASR. nicht auslösbar, Babinski, Oppenheim negativ. BDR. nur im oberen Quadranten auslösbar. Im Verlaufe der Krankheit vorübergehende starke Verschlechterung mit starker Apathie, Nackenstarre, Blässe, Nahrungsverweigerung. Liquor klar ohne Druckvermehrung. Mehrfache Serumbehandlung. Heilung.

Neben diesen wechselnden Symptomen von Sopor, Nackensteifigkeit und Lähmungen können in manchen Fällen **Konvulsionen auftreten** (s. S. 43). Wenn diese nicht nur im Beginn, sondern auch während des Krankheitsverlaufes sich wiederholen, so kann man von **konvulsivischen** Formen der Enc. pv. sprechen, die aber in den Rahmen der encephalitisch-soporösen Typen fallen.

70. 1933, Fall 32, Knabe, 9 Jahre, Oberösterreich. 13. VI. Impfung. 19. VI. Schüttelfrost, Erbrechen, Kopfschmerz. Später Harnverhaltung, Bewußtlosigkeit, Konvulsionen, klonische Zuckungen Gesicht und Extremitäten. Weite reaktionslose Pupillen. Keine Lähmungen, Reflexe u. E. nicht auslösbar. In den letzten **3 Tagen**

bewußtlos, zeitweise Krämpfe. Temperatur bis 40,6°. Gestorben
28. VI. Obduktion.

71. 1929, Fall 7, Knabe, $3^1/_4$ Jahre, Niederösterreich. — Impfung
am 14. V. Am 28. V. Fieber bis 39,9°. Wiederholt Anfälle von Konvulsionen, Bewußtlosigkeit. Unwillkürlicher Abgang von Stuhl und
Harn. Keine Lähmungen. Reflexe u. E. vorhanden. Babinski
positiv. Keine Nackensteifigkeit. Liquor hoher Druck, klar. Pandy
negativ, Nonne-Apelt positiv. 211/3 Zellen. Bis 3. VI. Bewußtlosigkeit. Dann rasche Heilung. (Kinderklinik Wien.)

72. 1931, Fall 8, Knabe, 8 Jahre, Wien. — Impfung 9. VI. Am
16. VI. hohes Fieber bis 40°, Bewußtlosigkeit, Konvulsionen. Stöhnende Atmung, Kaubewegungen. Mit dem rechten Arme zeitweise
unwillkürliche krampfartige Bewegungen (Hemiballismus). Keine
Nackensteifigkeit, kein Kernig. BDR. oben auslösbar, unten fehlend.
O. E. Reflexe lebhaft, u. E. auffallend rigid, rechts mehr als links.
PSR. und ASR. rechts deutlicher. Babinski beiderseits vorhanden.
Liquor ohne Besonderheit. Später abermals Konvulsionen. Dauernde
tiefe Bewußtlosigkeit. Temperatur bis 41°. Gestorben 21. VI. (Karolinen-Kinderspital Wien.)

Es kann keinem Zweifel unterliegen, daß es sich in den angeführten Fällen um sichere Encephalitis handelt, bei denen die
hinzugetretenen Konvulsionen ein ominöses Symptom darstellen.
Wenn GINS meint, daß durch manche Krampfanfälle nach der
Impfung eine Enc. pv. vorgetäuscht werde, während es sich nur
um Fieberkrämpfe infolge der Impfung bei bestehender „Krampfbereitschaft" handle, so stimmt dies für die von uns beobachteten
konvulsivischen Encephalitisfälle sicher nicht. Daß es gelegentlich
infolge eines hohen Impffiebers zu Fieberkrämpfen kommen kann,
soll nicht in Abrede gestellt werden und dürfte in Deutschland, wo
mehr Säuglinge geimpft werden als bei uns, eher vorkommen als
in Österreich. Allerdings bedingt das Seltenerwerden der wirklichen
„Krampfbereitschaft" des Säuglings, der Spasmophilie, auch eine
starke Verminderung der Krampfneigung im frühen Kindesalter.
Eine „Krampfbereitschaft" sieht man auch zuweilen bei Kindern,
die auf verschiedene fieberhafte Erkrankungen mit Konvulsionen
reagieren (Infektkrämpfe FÄRBER). Dies bezieht sich aber vorwiegend auf Kleinkinder; bei Kindern im Schulalter verschwinden
diese Krampfneigungen in der Regel. Auch sind diese sich wiederholenden Fieberkrämpfe ein so markantes Symptom, daß sie in
den Anamnesen unserer Encephalitisfälle sicherlich notiert worden
wären. In keinem unserer Fälle mit Konvulsionen sind solche
vorangegangenen Krämpfe verzeichnet, und die meisten dieser

Kinder befinden sich bereits jenseits des Kleinkindesalters. Wir glauben daher nicht, daß die „Krampfbereitschaft" bei der Enc. pv. eine große Rolle spielt.

Wie eingangs erwähnt, hat LUCKSCH eine eigene tetanusartige Form der Krankheit aufgestellt, bei der namentlich der Trismus ein bedeutsames Merkmal darstellt. Wir haben oben dargelegt, daß wir die Einreihung der Trismusfälle in eine eigene Gruppe nicht für notwendig halten, können aber an einigen Beispielen die Bedeutung dieses meist ungünstigen Symptoms mancher encephalitischen Formen der Krankheit erkennen.

39. 1933, Fall 24, Knabe, 7 Jahre, Niederösterreich (Spital Neunkirchen). — 30. V. Impfung. 13. VI. Kopfschmerz, Benommenheit, Blasenstörungen, Trismus. Zuckende Bewegungen des Gesichtes. Nackensteifigkeit und Kernig stark ausgeprägt. Augen und Kopf nach links gewendet. BDR. nicht auslösbar. Rigor der Extremitäten mit Reflexsteigerung. Babinski positiv. Bewußtlosigkeit. Tod im Koma. Obduktion und histologischer Befund einer Encephalitis. Liquor- und Blutbefund s. S. 54 u. 59.

73. 1934, Fall 4, Knabe, 9 Jahre, Oberösterreich. — 17. V. Impfung. Nach Ablauf des Impffiebers starke Durchnässung bei Fischen im kalten See. 30. V. plötzlich erkrankt mit hohem Fieber, Erbrechen, Trismus. Benommenheit, rascher Verfall. Tod im Koma am 1. VI. Obduktion, histologischer Befund ergibt Encephalitis.

74. 1932, Fall 5, Knabe, 7 Jahre, Salzburg (Landeskrankenhaus). — Impfung 24. V. 5. VI. Kopfschmerz, Erbrechen, Abgeschlagenheit. 7. VI. Trismus, Harnverhaltung, Nackenstarre, Bewußtlosigkeit, Fieber nicht hoch, Hyperreflexie der u. E., Patellarklonus, Babinski beiderseits positiv. Später Zitterkrämpfe der Arme. Rotationsnystagmus. Fieber bis über 39°. Exitus am 21. VI. im Koma. Obduktion.

Im vorstehenden haben wir die Verschiedenheiten der encephalitischen Formen der Enc. pv. an einer Reihe von Beispielen dargelegt. Wir haben gesehen, daß Bewußtseinsstörungen von starker Schlafsucht bis zum tiefen Koma das hervorstechendste Merkmal dieser Fälle bilden, daß meningeale Reizsymptome, Lähmungen, Blasenstörungen oft das Krankheitsbild komplizieren, daß Konvulsionen und Trismus ernste Begleitsymptome darstellen.

Ein für die Enc. pv. recht charakteristisches Krankheitsbild ist folgendes: Schwere Benommenheit, hohes Fieber, mehr oder weniger ausgeprägte Nackensteifigkeit mit positivem Kernig, schlaffe Beinlähmungen (seltener Armlähmungen) mit fehlenden Sehnenreflexen, fehlender Bauchdeckenreflex, vorhandener Babinskireflex, Harnretention. So eindrucksvoll dieses Syndrom auch ist, so sind diese Fälle prognostisch nicht die ungünstigsten. Sie scheinen eher die Neigung zur Ausheilung zu besitzen, als die sozusagen monosymptomatisch komatösen, die innerhalb weniger Tage zugrunde gehen, bevor es zur Entwicklung anderer Symptome gekommen ist.

Die encephalitisch-soporösen Krankheitsbilder gehören zu den häufigsten Formen der postvaccinalen Erkrankungen des Zentralnervensystems. Sie sind es, die diesen Erkrankungen den Stempel der Encephalitis postvaccinalis aufgeprägt haben. Wenn auch die Einfügung in bestimmte Gruppen nicht in allen Fällen unseres Krankengutes möglich ist, so glauben wir doch unter unseren 240 Fällen ungefähr 170 Fälle in die Gruppe der encephalitisch-soporösen Erkrankungen einreihen zu können. Von 73 Todesfällen gehören zirka 60 hierher.

2. Meningitische Formen.

Mit dieser Gruppe schließen wir uns vollständig an die „Meningitis serosa"-Fälle von Lucksch an. Das ausgeprägte Krankheitsbild besteht in Kopfschmerz, Erbrechen, Fieber, Nackensteifigkeit, Kernig, Brudzinski, Schmerzen bei Bewegungen des Kopfes und der Wirbelsäule, eingezogenem Bauch, Steifheit der Extremitäten, insbesondere der Beine, mit Reflexsteigerungen, Druckerhöhung und oft mit Zellvermehrung im Liquor. Sind auch diese Merkmale nicht in allen Krankengeschichten ausdrücklich vermerkt, so vereinigen sie sich doch in einer Reihe von Fällen zu gut charakterisierten meningitischen Krankheitsbildern.

Es folgen einige Beispiele:

75. 1931, Fall 30, Mädchen, 5 Jahre, Oberösterreich (Krankenhaus Linz). — Geimpft am 14. VII. Erkrankt 25. VII. Fieber bis 38°, Schüttelfrost, Erbrechen, Kopfschmerz. Spitalsaufnahme. Starke Nackensteifigkeit. Kernig sehr deutlich. Druckschmerzhaftigkeit in der Nackengegend. Linker Facialis leicht paretisch. Lebhafter Dermographismus, Sehnenreflexe der u. E. gesteigert. Keine Lähmungen. Spricht wenig, ist aber bei Bewußtsein. Liquor klar, ohne Spinnwebengerinnsel. Temperatur über 39°. Später Cystitis (vorangegangene Katheterisierung?). Rasche Besserung (Gutachten Prof. Stiefler).

76. 1935, Fall 15, Knabe, 8 Jahre, Niederösterreich (Krankenhaus Wr. Neustadt). — Impfung 8. X. Erkrankt 22. X. Kopfschmerz, Fieber bis 39°. Starke Nackensteifigkeit, Kernig, eigentümlich spastischer Gesichtsausdruck. Starke Schmerzen bei Bewegungen. Extremitäten Tonussteigerung. Reflexe gesteigert. Babinski positiv. Schmerzen bei Bewegungen der Extremitäten. Liquor klar, Druck gesteigert. Heilung.

77. 1929, Fall 16, Mädchen, 5 Jahre, Niederösterreich (Spital Baden). — Geimpft 28. V. 5 Tage später Kopfschmerz, Nackenschmerzen, Aufschreien, Schläfrigkeit. Temperatur bis 39,5°. Sehr starke Nackenstarre, Kopf nach hinten gebeugt, lautes Aufschreien bei passiven Kopfbewegungen. Kernig deutlich, Puls verlangsamt, Bauchdecken eingezogen. Starke Hyperaesthesie bei Berührung des Körpers. Keine Lähmungen. Seitenlage mit angezogenen Beinen. Reflexe lebhaft, kein Babinski. Urin ins Bett. Liquor klar, kein erhöhter Druck. Pandy negativ. Fieber 14. VI. Dann rascher Rückgang der Symptome. 21. VI. Wohlbefinden.

40. 1933, Fall 36, Mädchen, 5 Jahre, Niederösterreich (Wiener Kinderklinik). — Impfung 25. VI. Am 6. VII. Kopfschmerz, Erbrechen, bettlägerig. 7. VII. Spitalsaufnahme. Fieber bis 40°. Apathie, aber keine Bewußtseinsstörung. Nackensteifigkeit und Kernig ausgeprägt. Enge Pupillen, zuckende, greifende Bewegungen mit den Fingern. Puls verlangsamt. Keine Lähmungen. Reflexe der u. E. gesteigert. Babinski vorhanden. Liquor mäßig erhöhter Druck, etwas getrübt. Pandy, Nonne-Apelt positiv. 430/3 Zellen. Langsame Besserung. 27. VII. Wohlbefinden.

78. 1931, Fall 23, Mädchen, 6 Jahre, Oberösterreich. — 16. VI. Impfung. 24. VI. Mattigkeit, Fieber. 26. VI. Kopfschmerz, Nackenschmerz. Nackenstarre, Kernig, Hyperaesthesie. Bauchdecken eingezogen. Keine Lähmungen. Später etwas Schlafsucht. Heilung.

Die hier angeführten Beispiele zeigen in verschiedener Intensität das eindeutige Bild einer Meningitis. Eine Verwechslung mit einer tuberkulösen Hirnhautentzündung ist sehr naheliegend und wurde offenbar auch bei einigen der Erstmeldungen von Enc. pv. aus den Jahren 1925 bis 1928 gemacht, in denen infolge nicht genügender Kenntnis der Symptomatologie der Enc. pv. Todesfälle von Meningitis tuberculosa nach der Impfung gemeldet worden waren. Sieht man von diesen unklaren Todesfällen ab, so zeigt die meningeale Form der Enc. pv. im wesentlichen einen günstigen Verlauf. Von zirka 30 Fällen aus den Jahren 1929 bis 1936 ist keiner gestorben. Man wird nach diesen Erfahrungen gegen die in der älteren Literatur angegebenen Fälle von durch die Impfung „aktivierter" tbc. Meningitis skeptisch. Auch CZERNY und OPITZ, die alle bekannten Fälle von Meningitis tbc. nach Impfung zusammenstellen, beurteilen diese Beobachtung ziemlich reserviert. In unseren Beobachtungen ist kein Fall von zweifelloser tbc. Meningitis post vaccinationem vorgekommen.

Aktueller als die Frage der tbc. Meningitis ist die Beziehung der postvaccinalen Meningitisformen zur Meningitis serosa aseptica, die als selbständiges Krankheitsbild in der letzten Zeit vielfach studiert worden ist (Walgren, Eckstein, Schneider u.a.). Wenn es auch sicher ist, daß diese Meningitis als primäre Krankheit auftreten und sogar epidemischen Charakter annehmen kann, so ist ebenso zweifellos, daß sie als Äquivalent einer Poliomyelitis und einer Enc. pv. erscheinen kann. Es erscheint demnach — wenigstens bei dem derzeitigen Stand unseres Wissens — wenig aussichtsreich, darüber zu debattieren, ob die Meningitis serosa aseptica eine selbständige Krankheit oder ein Teilsymptom einer Encephalitis oder Poliomyelitis sei. Man müßte sie vielmehr als eine Reaktionsform des Zentralnervensystems auf verschiedene Noxen ansehen, die klinisch sowohl primär auftreten, als mit anderen Krankheiten, wie mit der Poliomyelitis, der postvaccinalen Encephalitis zusammenhängen bzw. durch sie aktiviert werden kann.

Häufiger als die rein meningitischen Formen findet man Kombinationen von meningealen Symptomen mit cerebralen und spinalen, so daß die bereits beschriebenen komplizierten Krankheitsbilder entstehen.

3. Myelitisch-paretische Formen.

Für die Fälle dieser Gruppe sind die schlaffen Lähmungen der Beine, weniger häufig der Arme, charakteristische Merkmale. Der myelitische Charakter dieser Paresen wird durch Sensibilitätsstörungen, durch Schwierigkeiten der Harnentleerung gekennzeichnet. Manchmal bestehen auch Schmerzen in den befallenen Extremitäten.

Rein paretisch-myelitische Krankheitsbilder geben folgende Fälle:

79. 1932, Fall 26, Mädchen, $7^1/_2$ Jahre, Oberösterreich (Wiener Kinderklinik). — Impfung 22. oder 24. VI. 8. VII. Fieber, Kopfschmerz, Erbrechen. 9. VII. Paraplegie, Parese des rechten Armes. Ischurie. Hypaesthesie und Thermanaesthesie von der Mamilla bis zu den Zehen; diese analgetisch. Subfebril, Bewußtsein erhalten. Keine meningealen Symptome. Die Lähmung der unteren Körperhälfte betrifft nicht nur die Beine, sondern auch die Bauchmuskulatur. Reflexe an den Armen: Radiusperiostreflex beiderseits vorhanden,

Tricepsreflex rechts schwach, links deutlicher. ASR. und PSR. fehlen. Babinski schwach positiv. 5. VIII. geheilt.

80. 1932, Fall 17, Knabe, 7 Jahre, Oberösterreich (Prof. STIEFLER). — Impfung 18. VI. 29. und 30. VI. Erbrechen, Bauchschmerzen, Harnverhaltung. Temperatur 38°. Somnolent, aber wenig Schlaf wegen der Schmerzen. Komplette schlaffe Lähmung der Beine. PSR. und ASR. fehlen. Babinski schwach vorhanden. 13. VII. Kraft der Beine noch herabgesetzt, aber keine Lähmungen mehr, BDR. vorhanden, PSR. beiderseits lebhaft. Babinski deutlich. Blase funktioniert wieder normal.

6. 1932, Fall 7, Knabe, 9 Jahre, Niederösterreich (Spital Waidhofen a. Y.). — (Inkubation s. S. 38.) 7. VI. Müdigkeit, Kopfschmerzen, Temperatur 38,6°. 8. VI. Schmerzen in den Beinen. 9. VI. Kann nicht gehen, nicht urinieren, Kopfschmerzen, Sensorium frei. 12. VI. Kopfschmerzen besser. Keine Somnolenz. Rechter Mundwinkel zurückbleibend. Gesicht gerötet. Komplette Lähmung der Arme und Beine mit Reflexverlust. Auch BDR. und Kremasterenreflex nicht auslösbar. Bauchdecken erschlafft. Anaesthesie der Haut bis zum Nabel. Retentio urinae et alvi. Liquor ohne Besonderheit. 12. und 13. VI. Temperatur rasch zur Norm sinkend. 17. VI. Kann linken Arm bis zum Munde führen, kann Bauch einziehen. Aufsetzen noch schwer, mit Schmerzen verbunden. Andeutung von Kernig. Dauerkatheter. 20. VI. Arme werden bewegt, ebenso Rumpf. Beine noch unbeweglich. Sensibilität normal bis auf rechte Fußsohle. Dauerkatheter entfernt. Leichte Hodenentzündung. Später fortschreitende Besserung.

81. 1929, Fall 19, Mädchen, 7 Jahre, Niederösterreich (Spital Klosterneuburg). — Impfung 5. VI. 19. VI. Fieber, Benommenheit, Flockenlesen. Keine meningealen Symptome. Keine dauernde Bewußtseinsstörung. Beide Beine schlaff, werden nicht bewegt. PSR. links fehlend, rechts auslösbar. Arme werden gut bewegt. Später etwas Nackensteifigkeit, Wiederkehr der PSR., rechts gesteigert. Babinski vorhanden. Rasche völlige Wiederherstellung.

In den angeführten Fällen, die sich noch mehrfach ergänzen ließen, ist die Parese der Beine sowie auch der Arme das markanteste Symptom. Wir haben diese „dynamische Schwäche" (STIEFLER) bereits im Abschnitt über Symptomatologie beschrieben (S. 47) und können hier nur wiederholen, daß es sich um meist ganz schlaffe Paresen mit Reflexverlust, aber ohne Atrophien handelt, die nach kurzer Zeit wieder zurückgehen. Das Verhalten der PSR. ist schwankend, auf anfängliches Fehlen folgt meist baldiges Wiederauftreten. Unterscheiden schon diese Merkmale die paretischen Fälle der Enc. pv. von der Poliomyelitis, so sind die manchmal nachzuweisenden sensiblen Störungen — es ist wohl nicht immer nach solchen gesucht worden — und die dauernden Blasenlähmungen Symptome, die nur der Enc. pv. zukommen. Entscheidend ist die völlige Ausheilung der paretischen Encephalitisformen im Gegensatz zu den Dauerlähmungen bei Poliomyelitis.

Die hier beschriebenen Fälle reiner paretisch-spinaler Formen der Enc. pv. sind nicht häufig. Wir haben in unserem Krankengut 16 Fälle gefunden, die wir in diese Gruppe einreihen wollen. Auch unter diesen Fällen gibt es solche, bei denen Andeutungen cerebraler und meningealer Merkmale bestehen. Häufiger sind, wie schon ausgeführt, Mischformen mit cerebralen und spinalen Symptomen. Es handelt sich offenbar in derartigen Fällen mehr um eine Encephalomyelitis disseminata, als um eine reine Myelitis. Prognostisch sind die paretisch-spinalen Fälle als günstig anzusehen; unter unseren Fällen befindet sich kein Todesfall.

4. Bulbäre Formen.

Dieser Gruppe gehören nur wenige Fälle an, die sich aber von den anderen Gruppen so deutlich unterscheiden, daß man sie unter sie nicht einreihen kann. Die Kinder erkranken — manchmal ganz unvermittelt — an Schluckbeschwerden, zu denen Hinderungen der Sprache, erschwertes Aushusten, schließlich eine Atemlähmung hinzutreten, an der die Kranken meistens zugrunde gehen. Manchmal findet man auch Trismus angegeben. Das Fieber ist nicht sehr hoch. Ganz rein sieht man das bulbäre Krankheitsbild nur vereinzelt; in den anderen Fällen sind cerebrale und meningeale Symptome mit den bulbären vermischt.

82. 1931, Fall 10, Knabe, $8^1/_2$ Jahre, Niederösterreich. — 18. VI. geimpft. 29. VI. plötzlich Schluckbeschwerden. Kann nicht einmal Wasser trinken, das durch die Nase herauskommt. (Keine Diphtherie durchgemacht.) Sprache erschwert. Aushusten nicht möglich. Temperatur 38°. Linksseitige Facialisparese. Somnolenz mit ruhigem Schlaf. Keine meningealen Symptome. PSR. fehlen, Babinski positiv. 30. VI. Temperatur gesunken. Zunehmende Atemlähmung. Gestorben 30. VI. nach 2tägiger Krankheit. (Wien, Wilhelminenspital.)

83. 1933, Fall 7, Knabe, 7 Jahre, Oberösterreich. — Impfung 5. V. 13. V. vorübergehend Fieber. 16. V. Schulbesuch. 17. V. Schüttelfrost, Kopfschmerz. 18. V. Kann nicht schlucken. Somnolent, aber nicht bewußtlos. Kernig und Nackensteifigkeit. Blick nach rechts. Rechte Pupille reaktionslos. Blasen- und Darmlähmung.

Schlaffe Lähmung der Beine. Zunehmende Schluckstörung. Koma. Gestorben 21. V. Obduktion. (Linz, Kinderspital.)

43. 1929, Fall 27, Knabe, $2^3/_4$ Jahre, Tirol. — Impfung 11. VI. Erkrankt 24. VI. Sprachlosigkeit. Lallen mit stark nasalem Beiklang, Schluckstörung. Sopor. Deutliche Schwäche der Beine ohne eigentliche Parese. Blase und Mastdarm funktionieren normal. Temperatur nur einmal auf 37,5°. Nahrungsaufnahme zufriedenstellend. Rasche Besserung.

Hier handelt es sich offenbar um eine nicht zur Entfaltung gekommene abortive Form einer bulbären Erkrankung. Beachtenswert ist auch die bereits S. 55 erwähnte Fieberlosigkeit des Verlaufes.

84. 1929, Fall 1, Knabe, 12 Jahre, Tirol. — 20. IV. Impfung. 4. V. Fieber, Nackensteifigkeit, Schweißausbruch, Obstipation, Somnolenz. Schlingbeschwerden und Trismus. Incontinentia urinae. Keine Lähmungen. Zunehmende Bewußtlosigkeit. Exitus nach 5tägiger Krankheit.

Von diesen Fällen weist Fall 82 deutliche bulbäre Symptome auf, während bei den anderen Fällen die Schlucklähmung, die unabhängig von der Bewußtseinsstörung aufgetreten war, durch andere Symptome überdeckt wurde.

Wir glauben in diese Gruppe auch einen Fall einreihen zu dürfen, bei dem die bulbäre Atemlähmung als Schlußakt eines unter dem Bild einer Landryschen Paralyse verlaufenden Krankheitsbildes aufgetreten war.

85. 1929, Fall 47, Knabe, 8 Jahre, Tirol. — Impfung 26. X. Am 2. XI. bei Kontrolluntersuchung keine Besonderheiten. 3. XI. Kopf- und Bauchschmerzen, Schmerzen im geimpften Arm. 5. XI. wieder Schulbesuch. 6. XI. Schmerzen im Bauch und im rechten Bein. Erschwerung des Urinierens. 7. XI. Auch im linken Bein Schmerzen. Retentio urinae. 9. XI. Beine hypotonisch. PSR. und ASR. fehlen. Linke Hand in ihren Bewegungen gestört. (Nach Art einer Ulnarisparese?) Kopf nach links gedreht, Schmerzen bei Druck in der Nackengegend. Fieber über 38°. 10. XI. Linker Arm unbeweglich, auch rechter Arm in der Bewegung gehemmt. Beine ganz schlaff, Atmung oberflächlich, Stöhnen. Linker Mundwinkel tiefer stehend. Liquor am 9. XI. 104/3 Zellen, am 10. XI. 30/3 Zellen. Unter zunehmender Atemlähmung Exitus am 10. XI. nachts. Obduktion. Histologischer Befund. (Kinderklinik Innsbruck.)

Jedenfalls gehören die wenigen in die Gruppe der bulbären Formen einzureihenden Fälle zu den ganz schweren, meist letal endigenden der Enc. pv. Von sechs hier einzureihenden Fällen sind vier gestorben.

In die Gruppen der encephalitisch-soporösen, der meningitischen, der myelitisch-paretischen und der bulbären Formen lassen sich die meisten Fälle unseres Krankengutes einreihen. Für ganz vereinzelte Fälle, wie etwa einem mit akutem cerebralem Tremor (s. S. 48) hielten wir die Aufstellung einer eigenen Gruppe für nicht notwendig, ebenso wie wir auch die Fälle mit psychotischen und mit neuritischen Symptomen nicht in eigene Gruppen eingeteilt haben.

Hingegen erscheint es uns angezeigt, eine Reihe von Fällen als abortiv zu bezeichnen und von den anderen Gruppen zu trennen. Es sind dies Fälle, bei denen cerebrale, meningeale, seltener spinale Symptome sich nach einer Impfung in deutlicher, aber so wenig ausgeprägter Form einstellen, daß man die Fälle nicht in eine der angeführten Gruppen der Enc. pv. einreihen, aber auch nicht als bloße Impfreaktion unbeachtet lassen kann.

Wir bringen einige Beispiele:

86. 1929, Fall 23, Mädchen, 7 Jahre, Wien. — Geimpft 11. VI. Am 15. VI. Kopfschmerz, 16. VI. plötzlicher Fieberanstieg bis 39°. 17. VI. auffällige Steifhaltung des Kopfes. Jede Bewegung schmerzhaft. Fieber gesunken. Dauer des Zustandes wenige Tage. Rasche Heilung.

87. 1933, Fall 47, Knabe, 9 Jahre, Steiermark. — 27. VI. Impfung. Starke Lokalreaktion, einige Nebenpusteln. Kurz andauerndes Fieber. 7. VII. Schmerzen in den Beinen. Kann nicht gehen. Kopfschmerz, Schwindel. 9. VII. Temperatur 38,2°. Leichte Parese beider Beine. PSR. etwas gesteigert. 10. VII. geheilt.

88. 1931, Fall 28, Mädchen, 6 Jahre, Wien. — 21. VII. Impfung. 30. VII. Müdigkeit, dann 2 Tage wohl. 3. VIII. Erbrechen, Fieber, Somnolenz, Nackensteifigkeit, Kernig. PSR. fehlend, ASR. vorhanden. Babinski rechts. Leichte Blasenstörung. Nach 3 Tagen alle Symptome geschwunden. (Wien, Kinderklinik.)

89. 1933, Fall 17, Knabe, 7 Jahre, Wien. — 5. V. Impfung. 10. V. geringes Fieber, 12. V. hohes Fieber, Schlafsucht. Keine Bewußtseinsstörung. Unvermögen, die Beine zu heben. Nach wenigen Tagen wieder Wohlbefinden.

30. 1935, Fall 2, Mädchen, 8 Jahre, Oberösterreich. — 6. VI. Impfung. 13. VI. abends Kopfschmerzen, Fieber bis 39°. 14. VI. Leichte rechtsseitige Facialisparese. 15. VI. Fieber geschwunden. 16. bis 18. VI. bei sonstigem Wohlbefinden Blasenbeschwerden (Retention) (s. S. 53). 18. VI. gesund.

90. 1932, Fall 24, Mädchen, 8 Jahre, Niederösterreich. — 20. VI. Impfung. 2. VII. Schlafsucht, Kopfschmerz, Fieber, Sensorium etwas getrübt. Babinski vorhanden. Andere Reflexe der u. E. etwas herabgesetzt. 4. VII. bedeutende Besserung. Rasche Heilung. (Spital Eggenburg.)

Es ist anzunehmen, daß die Anzahl der abortiven Fälle größer ist, als es die Behörden erfahren. Denn die Leichtigkeit der Krankheitssymptome und das rasche Zurückgehen der Erscheinungen lassen es sicherlich in manchen Fällen nicht zur Anzeige kommen. Unter den zweifelhaften Fällen, die wir bei der Besprechung der Klinik der Enc. pv. außer acht gelassen haben, gibt es wohl auch solche, bei denen die Einreihung unter die abortiven Fälle in Erwägung gezogen werden könnte.

Die im vorstehenden versuchte Einteilung der Fälle in bestimmte Gruppen kann nicht den Anspruch auf Vollständigkeit und absolute Sicherheit machen. Es gibt immer noch Krankengeschichten, bei denen man im Zweifel ist, in welche Gruppe man sie einreihen soll, und es finden sich, wie wir gezeigt haben, zahlreiche Fälle, die als Übergangsfälle zwischen den einzelnen Gruppen anzusehen sind. Wir haben daher auch auf eine tabellarische Zusammenstellung der Fälle nach den einzelnen Gruppen verzichtet und nur annäherungsweise die Zahl der in die verschiedenen Gruppen eingereihten Fälle erwähnt.

Sicher geht aus dieser Zusammenstellung hervor, daß die postvaccinalen Erkrankungen des Zentralnervensystems wohl in der übergroßen Zahl der Fälle das Bild einer Encephalitis aufweisen, daß aber ebenso meningitische und myelitische Krankheitsbilder vorkommen, die in bezug auf den Zusammenhang mit der Impfung von der engeren Enc. pv. nicht zu trennen sind.

V. Dauer und Ausgang der Krankheit.

Die Krankheitsdauer ist bei genesenden Fällen von Enc. pv. nicht immer leicht zu bestimmen, denn der Rückgang des Fiebers, der Schlafsucht, der Lähmungen und anderer markanter Symptome bedeutet nicht immer das Ende der Krankheit. Schmerzen, Schwäche, Schwerbeweglichkeit, Blasenstörungen können die endgültige Heilung stark verzögern. Hie und da treten in der Rekonvaleszenz neue Symptome hinzu, wie wir dies bei den psychotischen Komplikationen gesehen haben. Eine Cystitis, ein Decubitus können auch nach der Heilung der Encephalitis noch längere Bettlägerigkeit bedingen.

Aus diesen Gründen kann man bei der Enc. pv. nicht von einer typischen Krankheitsdauer sprechen. Am häufigsten sieht man eine **Dauer von sieben bis zwölf Tagen**, doch sind Fälle mit kürzerer (vier bis sieben Tage) oder längerer (zwei bis drei Wochen) Krankheitsdauer nicht selten. Besonders schwere Fälle, namentlich solche mit Komplikationen, können sich wochenlang hinziehen.

Genauer bestimmbar ist die Krankheitsdauer bei den **tödlich endigenden Fällen**. Wir haben von 59 Todesfällen (unter 60 der Jahre 1929 bis 1935) verläßliche Angaben über die Krankheitsdauer erhalten.

Krankheitsdauer von	2 Tagen in	1 Falle
„	„ 3 „	„ 8 Fällen
„	„ 4 „	„ 9 „
„	„ 5 „	„ 12 „
„	„ 6 „	„ 11 „
„	„ 7 „	„ 3 „
„	„ 8 „	„ 6 „
„	„ 9 „	„ 5 „
„	„ 10 „	„ 2 „
„	länger	„ 2 „

Diese Zusammenstellung zeigt, daß der Tod am häufigsten zwischen dem **dritten und sechsten Tag** erfolgt und daß nach dem neunten Tag nur mehr selten mit einem tödlichen Ausgang der Krankheit zu rechnen ist. Wie wir bereits an anderer Stelle erwähnt haben, führen namentlich rein soporöse (komatöse), konvulsivische, bulbäre und die mit Trismus einhergehenden Fälle zum Tod.

Über die **Gesamtmortalität** unserer Fälle haben wir bereits an anderer Stelle berichtet. Es ergeben sich von 240 Fällen 73 Todesfälle, d. s. 30,4% (s. S. 13).

Bei den am Leben gebliebenen Fällen findet sich in den Krankengeschichten zumeist die Angabe einer **Heilung** oder **wesentlichen Besserung**. Man ist gegen diese Heilung nach Encephalitis mißtrauisch geworden, nachdem man sich bei der epidemischen Encephalitis hatte überzeugen müssen, daß scheinbare Genesungen häufig von schweren Dauerschäden — wie Agrypnie, Parkinsonismus, Zwangsbewegungen, Muskelkrämpfen, Charakterveränderungen — gefolgt waren. Es erschien daher auch bei der Enc. pv. angezeigt, sich nicht mit der Tatsache des Zurückgehens der Krankheitssymptome zu begnügen, sondern die genesenen Fälle längere Zeit nachher einer Nachuntersuchung zu unterziehen.

Im Schrifttum sind nur wenige Fälle mitgeteilt worden, bei denen nach einer Enc. pv. ernste Folgen beobachtet wurden (DUKEN, BRÜCKNER, ECKSTEIN, ALLARIA). Auch diese spärlichen Beobachtungen sind nicht durchwegs beweisend; am glaubwürdigsten ist der Fall DUKENS — Entstehung einer cerebralen Hemiplegie nach Enc. pv. —, da Hirnentzündungen als Ursache cerebraler Kinderlähmungen schon lange bekannt sind. Über Nachuntersuchungen an einer größeren Reihe von Fällen berichten das holländische Sammelreferat und KUDELKA in Wien. Es erwiesen sich hierbei fast alle Fälle frei von ernsteren Störungen.

Um über diese Frage selbst zu einem Urteil zu gelangen, haben wir bei unserem Krankengut eingehende Nachuntersuchungen vornehmen lassen. Es wurden durch die Amtsärzte, welche die Fälle z. T. bereits im akuten Zustand beobachtet hatten, im Jahre 1935 Nachforschungen über alle überlebenden Fälle aus den Jahren 1929 bis 1933 angestellt, die mit Sachkenntnis und Gewissenhaftigkeit durchgeführt wurden. Es konnten nach Ausscheidung von zweifelhaften, unauffindbaren und inzwischen an interkurrenten Krankheiten verstorbenen Fällen bei 110 Fällen genaue Befunde erhoben werden. Wir haben über diese Nachuntersuchungen bereits ausführlich berichtet und dürfen uns begnügen, an dieser Stelle nur die Ergebnisse dieser Untersuchungen anzuführen.[1]

Von sämtlichen 110 Fällen wies kein einziger bedeutsame Störungen von seiten des Nervensystems auf: insbesondere waren die obenerwähnten Folgeerscheinungen der epidemischen Encephalitis auch nicht andeutungsweise vorhanden. Bei einem Kind wurde eine leichte Spastizität der Beine ohne erhebliche Gehstörung festgestellt, andere Kinder zeigten Symptome, wie Facialisungleichheit, Anomalien der Reflexe, Sensibilitätsstörungen, Nervosität, Intelligenzschwäche, die nicht mit der durchgemachten Hirnerkrankung zusammenhängen müssen, und den betreffenden Individuen als Anomalien gar nicht bewußt waren. Bei fünf Fällen bestanden noch lange nach der Encephalitis funk-

---

[1] KAISER und ZAPPERT: Nachuntersuchungen bei postvaccinaler Encephalitis. Münch. med. Wschr. 1937, 21.

tionelle Störungen von seiten des Miktionsaktes, wie Pollakisurie, Enuresis. Alle diese Kinder hatten während der Encephalitis schwere Blasenerkrankungen durchgemacht, nach welchen, wie dies bei Kindern nach Erkrankungen der Blase oft vorkommt, diese Folgeerscheinungen aufgetreten waren.

Die Erkrankungen aus den Jahren 1934 und 1935 haben wir noch nicht nachuntersuchen lassen, weil uns der Zeitraum zu kurz erschien. Wie wichtig es ist, die Kontrollbefunde erst nach geraumer Zeit durchzuführen, zeigt folgender Fall: Bei einem im Jahre 1934 erkrankten siebeneinhalbjährigen Knaben Rudolf R. waren während der schweren, lang dauernden Krankheit ticartige Zuckungen in der rechten Gesichtshälfte und eine spastische Kontraktur des rechten Armes aufgetreten. Die Beine wiesen starke Reflexsteigerungen, aber keine Lähmungen auf. Zwei Monate nach der sonstigen Genesung war dieser Befund noch recht ausgeprägt. Hingegen zeigte sich bei der im März 1937 vorgenommenen amtlichen Nachuntersuchung keine spastische Lähmung mehr, und es bestand nur eine geringe Herabsetzung der motorischen Kraft des rechten Armes, welche das Kind veranlaßte, lieber die linke Hand zu benutzen.

Daß aber tatsächlich, wie im Fall Dukens, eine hemiplegische cerebrale Kinderlähmung als Dauerfolge nach postvaccinaler Encephalitis zurückbleiben kann, glauben wir bei einem Mädchen feststellen zu müssen, das im Mai 1936 im Alter von einem Jahr an postvaccinaler Encephalitis erkrankt war und im Februar 1937 das typische Bild der cerebralen Hemiplegie darbot. Allerdings ist die Beobachtungszeit noch zu kurz, um ein endgültiges Urteil abgeben zu dürfen.

Unsere Erfahrungen über die Dauerheilungen der Enc. pv. sind also überaus günstig. Nahezu sämtliche Fälle unserer Beobachtungsreihe sind völlig geheilt und nur in ganz vereinzelten Fällen weisen geringfügige Störungen auf die durchgemachte Krankheit hin.

Nachtrag.

Diese unsere Befunde stehen scheinbar im Gegensatz zu der Ansicht Pettes, der Defektheilungen für nicht selten hält. Dieser Widerspruch wird vielleicht damit zu erklären sein, daß wir unsere Endbefunde erst einige Jahre nach der Erkrankung aufgenommen haben. Es sei auf den obenerwähnten Fall Rudolf R. hingewiesen, bei dem von mehreren nach der Erkrankung im Jahre 1934 erhobenen Befunden erst jener aus dem Jahre 1937 fast völlige Wiederherstellung meldet.

VI. Differentialdiagnose.

Die Diagnose einer Enc. pv. ist dann zu stellen, wenn sich nach einer Kuhpockenimpfung innerhalb einer bestimmten Inkubationszeit eine akute, meist fieberhafte Krankheit des Zentralnervensystems entwickelt hat. Als Inkubationszeit haben wir den 5. bis 15. Tag festgestellt, aber auch viertägige und 20tägige Intervalle anerkannt. Man wird also sagen dürfen, daß Erkrankungen, die am ersten bis dritten Tag oder nach der dritten Woche post vaccinationem auftreten, kaum mehr zur Enc. pv. zu rechnen seien. Über die Erscheinungsformen der Enc. pv. haben wir ausführlich gesprochen. Wir haben encephalitische, meningeale, myelitische Syndrome kennengelernt und darauf hingewiesen, daß wir mit Hinblick auf die Mehrzahl der Fälle wohl an der Bezeichnung Encephalitis postvaccinalis festhalten, aber richtiger von postvaccinalen entzündlichen Erkrankungen des Zentralnervensystems sprechen sollten. Die Zusammengehörigkeit dieser verschieden lokalisierten postvaccinalen Erkrankungen ist durch die gleiche Inkubationszeit, durch das häufige Zusammentreffen dieser Krankheitszeichen an einem Individuum und durch autoptische Befunde erwiesen.

Gibt es noch andere durch die Impfung ausgelöste akute Erkrankungen des Zentralnervensystems, die mit der Enc. pv. nichts zu tun haben? Diese Frage bezieht sich insbesondere auf das mehrfach behauptete Vorkommen einer echten Poliomyelitis und einer tuberkulösen Meningitis im Anschluß an die Impfung.

Daß manche Lähmungsformen der Enc. pv. viel Ähnlichkeit mit einer Poliomyelitis aufweisen können, haben wir bereits erwähnt. Wenn wir auch jetzt diese spinalen Formen der Enc. pv. an der nicht kompletten und nicht auf einzelne Muskelpartien beschränkten Lähmung, an dem Fehlen der Muskelatrophien, an dem wechselnden Verhalten der Sehnenreflexe, an den hartnäckigen und schweren Blasenstörungen (die bei Poliomyelitis nicht vorzukommen pflegen) und schließlich an der völligen

Wiederherstellung der motorischen Funktionen zu erkennen glauben, so gibt es doch Fälle — namentlich aus der älteren Literatur —, bei denen diese Sicherstellung nicht leicht möglich ist und die als echte, durch die Impfung ausgelöste Poliomyelitiden gelten. CZERNY und OPITZ (Handbuch der Pockenbekämpfung, Berlin: R. SCHOETZ, 1927), GROTH (Erg. inn. Med. 49, 1935) und KAISER (Theorie und Praxis der Pockenschutzimpfung, Immunität, Allergie und Infektionskrankheiten, Bd. 5, München: Verlag d. ärztl. Rundschau, O. GMELIN, 1935) haben sich mit diesem Thema beschäftigt und darauf hingewiesen, daß einige der angeblichen Poliomyelitisfälle nach der Impfung schon deswegen auszuschalten seien, weil sie nicht innerhalb der geforderten Inkubationszeit aufgetreten waren. GROTH führt auch an, daß eine Gegenüberstellung von Poliomyelitiserkrankungen bei geimpften und nicht geimpften Kindern derselben Altersstufen und der gleichen Zeitspanne keine Bevorzugung der Vaccinierten ergab, so daß eine leichtere Auslösung der Poliomyelitis durch die Impfung nicht angenommen werden kann. Beachtenswert ist ein von ELIS. HÜBNER aus der Breslauer Kinderklinik im Jahre 1929 beschriebener Fall: Bei einem 22monatigen Knaben traten 14 Tage nach der Impfung unter Fieber, Unruhe, Berührungsschmerzen eine rechtsseitige Armlähmung mit Herabsetzung der elektrischen Erregbarkeit und Atrophie des Schultergürtels auf. Das würde sehr für eine echte Poliomyelitis sprechen. Doch meldet die Verfasserin, daß nach drei Monaten wieder „annähernd normale Verhältnisse" bestanden hatten. Ein so weitgehender Rückgang einer Lähmung pflegt bei der Poliomyelitis in so kurzer Zeit nicht vorzukommen. Sowohl CZERNY und OPITZ als GROTH verhalten sich betreffs der Möglichkeit einer Auslösung der Poliomyelitis durch Impfung ziemlich reserviert, und auch wir möchten diesen Standpunkt einnehmen, da wir in unserem leider beträchtlichen Krankengut von Schädigungen des Zentralnervensystems nach der Impfung ebensowenig einen einschlägigen Fall gesehen haben, wie in den zahlreichen Poliomyelitismeldungen der letzten Jahre. Daß bei uns auch zeitlich und örtlich kein Zusammenhang zwischen den Fällen von Enc. pv. und von Poliomyelitis gefunden worden ist, haben wir S. 25 bereits ausgeführt.

Nicht viel klarer liegen die Verhältnisse bei der tuberkulösen Meningitis. Solange man das Bild der serösen Meningitis und

der mit meningitischen Symptomen vermengten postvaccinalen
Encephalitis nicht gekannt hat, war man leicht geneigt, meningitische Krankheitsbilder nach der Impfung als Tuberkulose zu deuten;
ist ja sogar das für tbc. Meningitis als charakteristisch angesehene
Spinnwebengerinnsel im stehenden klaren Liquor bei der postvaccinalen Hirnhautentzündung anzutreffen. Auch bei unseren
Meldungen wurden die ersten Fälle z. T. als Meningitis tuberculosa
aufgefaßt. Doch muß man, wie dies ebenfalls CZERNY und OPITZ
und GROTH betonen, bei der Diagnose einer tbc. Meningitis be-
achten, daß diese Krankheit einen Ablauf von zwei bis drei Wochen
zu haben pflegt, so daß Fälle mit kürzerer Inkubationszeit als
postvaccinale tbc. Meningitis gar nicht in Betracht kommen
können. GROTH macht darauf aufmerksam, daß in den Jahren
1924 bis 1926 unter den deutschen Impfungen vier Fälle von nach-
träglicher tuberkulöser Meningitis zur Meldung gebracht worden
waren, in den Jahren 1927 bis 1929 kein einziger Fall. Seit Bekanntwerden der verschiedenen Formen der postvaccinalen
Encephalitis sind also in Deutschland die der Impfung zur Last
gelegten tuberkulösen Hirnhautentzündungen geschwunden. Man
kann auf Grund dieser Überlegungen das Vorkommen einer durch
die Impfung ausgelösten tbc. Meningitis wohl nicht grundsätzlich
ablehnen, muß aber vor Sicherstellung dieser Tatsache erst die
Beglaubigung durch neue, durchaus einwandfreie Fälle abwarten.

Über die Entstehung anderer Meningitisformen im Anschluß an die Impfung bringt das Schrifttum kaum irgendwelche
Mitteilungen. Um so überraschter waren wir, unter unseren
eigenen Fällen eine vielleicht hierher gehörige Beobachtung zu
finden.

1935, Fall 12, Mädchen, 5 Jahre, Steiermark (Nervenklinik
Graz). — Impfung 7. VI. Am 15. VI. Appetitlosigkeit, Mattigkeit,
Erbrechen, Schwellung der Füße. 22. VI. Fieber, Überempfindlich-
keit bei Berührung, Kopf nach vorne gebeugt, Schmerzen bei passiven
Bewegungen am ganzen Körper. 28. VI. Ödeme Gesicht, Füße.
Schlaffe Parese der Beine, Reflexlosigkeit. Keine Nackensteifigkeit.
Temperatur 36,4°, Tachykardie. 17. VII. Lähmungen geschwunden,
PSR. noch fehlend, sonst Wohlbefinden. Im Liquor waren Meningo-
kokken färberisch nachweisbar.

Wir möchten über diesen Fall kein abschließendes Urteil abgeben. An der Grazer Klinik wurde mit Rücksicht auf den
bakteriellen Befund im Liquor die Möglichkeit einer durch „die

Impfung aktivierten" Cerebrospinalmeningitis erwogen. Klinisch spricht der Befund mehr für eine postvaccinale Encephalitis als für eine Meningitis cerebrospinalis. Wir haben den Fall nicht unter unsere Sammlung von postvaccinalen Encephalitiden aufgenommen.

Als Folgen der Impfung können nur akute Erkrankungen des Nervensystems in Betracht kommen. Das muß betont werden, weil es bei der sich verbreitenden Kenntnis der Encephalitis nach Vaccination leicht dazu kommen könnte, daß auch andere Erkrankungen des Zentralnervensystems der Impfung zur Last gelegt würden.

Hierfür liegt uns ein lehrreiches Beispiel vor:

Bei einem 3jährigen Kinde traten angeblich nach der Impfung Gehstörungen und Erbrechen auf. Später entwickelten sich allmählich Lähmungen der Beine, Schwerbeweglichkeit der Arme, Störungen der Sprache und des Sehens. Erst 3 Jahre später erhob der Vater eine Klage gegen den Impfarzt wegen Fahrlässigkeit bei der Impfung. Der Zustand war mit einigen Schwankungen langsam schlechter geworden. Es bestand eine spastische Parese der Beine mit Spitzfußstellung, schwere Sprachbehinderung, Sehnervenatrophie. Die Krankheit wurde als Folge der Impfung hingestellt.

Der gerichtliche Sachverständige beschränkte sich klugerweise nur darauf, die völlige Schuldlosigkeit des Impfarztes klarzulegen, ohne auf den Krankheitsfall näher einzugehen. Der Arzt wurde freigesprochen.

Man darf sicher behaupten, daß in diesem Fall eine akute entzündliche Erkrankung des Zentralnervensystems, welche allein als Impffolge angesehen werden könnte, nicht vorgelegen sei. Bei dem chronischen, langsam progredienten Hirnprozeß kann es sich um eine Hirnsklerose oder eine Syphilis oder um einen Tumor gehandelt haben. Auch die drei Jahre später aufgestellte Behauptung, daß die Krankheit bzw. die Gehstörungen erst nach der Impfung aufgetreten seien, kann bei der feindseligen Einstellung des Vaters nicht als sicher angesehen werden. Der Fall zeigt, welche Gefahren die Kenntnis der postvaccinalen Encephalitis in Laienkreisen dem völlig unschuldigen Impfarzt bringen kann.[1]

____

[1] Mir ist noch ein Fall in Erinnerung, bei dem es zu einer Klage gegen den Impfarzt gekommen ist. Die Sache trug sich im Jahre 1925 oder 1926 zu und betraf einen Knaben, der im Sommer nach der Impfung an hohem Fieber, tiefer Bewußtlosigkeit, Blasenstörungen und schlaffer Parese beider Beine erkrankt war. Damals war die Kenntnis der postvaccinalen Encephalitis noch nicht bis zu uns

Daß starke Impfreaktionen mit hohem Fieber, Unruhe, Konvulsionen manchmal schwer von einer postvaccinalen Encephalitis abzugrenzen sind, haben wir bereits erwähnt, ohne allerdings diesen Fällen eine große Bedeutung zuzuschreiben. Doch kann immerhin im Einzelfalle die Entscheidung zwischen einer heftigen Impfreaktion und einer abortiven postvaccinalen Encephalitis Schwierigkeiten bereiten.

Zuweilen können andere nicht das Nervensystem betreffende postvaccinale Erkrankungen differentialdiagnostische Unklarheiten ergeben. So wurde einem von uns (ZAPPERT) in einem Spital ein Kind vorgestellt, das zirka zehn Tage nach der Impfung in einem elenden Zustand von Bewußtlosigkeit, Fieber, Verfall eingeliefert worden war. Es wurde die Vermutungsdiagnose einer komatösen Form der Enc. pv. gestellt, doch ergab die Autopsie eine von einer latenten Osteomyelitis ausgegangenen Sepsis, die vielleicht als „Aktivierung" eines okkulten Prozesses durch die Impfung aufgefaßt werden kann.

Schließlich sei daran erinnert, daß die Initialsymptome der Enc. pv. so mannigfaltig sein können, daß in den ersten Tagen die Diagnose einer Halsentzündung, einer Grippe, einer intestinalen Störung, eines Rheumatismus, ja sogar, wie wir bereits erwähnt haben, einer Peritonitis und einer Appendicitis gestellt werden kann. Der weitere Verlauf führt bald zur Richtigstellung der Diagnose.

VII. Pathologische Anatomie.

Es wurden in den Jahren 1929 bis 1935 im ganzen von 60 Todesfällen 45 Sektionen durchgeführt. Die vorliegenden Befunde beschränken sich entweder auf einige beschreibende Worte zwecks

---

gedrungen und sowohl der erfahrene Hausarzt als ich als Konsiliarius diagnostizierten eine schwere Poliomyelitis. Der Knabe wurde ganz gesund, aber die Eltern, welche die Beziehung der Krankheit zur Impfung erfahren hatten, klagten geraume Zeit später den Hausarzt auf Schadenersatz. Mir wurde in der Klageschrift vorgeworfen, daß ich die Eltern durch meine falsche Diagnose unberechtigterweise in Angst versetzt habe. Mir ist der Ausgang des Prozesses nicht bekannt. Von einer Verhandlung habe ich nichts gelesen und der Arzt ist seither gestorben. Ich vermute, daß die Leute, von sachkundiger Seite beraten, später die Klage zurückgezogen haben (ZAPPERT).

Feststellung der Diagnose oder sie sind in Form ausführlicher anschaulicher Protokolle niedergelegt. In einigen Fällen wurde das Gehirn in toto für die histologische Untersuchung in Konservierungsflüssigkeit eingelegt, in anderen Fällen geschah dies nur mit einer Gehirnhälfte, während die andere seziert wurde; auch dort, wo die Durchschneidung des Gehirns ausgeführt wurde, wurden meist Stücke aus verschiedenen Gehirn- und Rückenmarkspartien für die mikroskopische Untersuchung zurückgelegt.

Wir teilen hier aus den Akten der Fälle einige charakteristische Sektionsbefunde des Zentralnervensystems mit. Auf Wiedergabe der anderen Organbefunde, auch jene der einige Male untersuchten Impfstellen, glauben wir verzichten zu dürfen, da sie nichts Wesentliches enthalten.

91. 1929, Fall 41, Mädchen, 7 Jahre. (Obduzent Dr. KALBFLEISCH, Graz. Anatomisches Universitätsinstitut.) — Schädeldach o. B. Dura dünn, haftet an der Innenfläche des Schädels fest an. In den Blutleitern reichlich flüssiges Blut. Mittel- und Innenohr beiderseits trocken. Basisarterien zartwandig. Weiche Haut außerordentlich blutreich, zart. Die Hirnwindungen an der Konvexität und an den Seiten leicht abgeflacht. Die weiße Substanz des ganzen Groß- und Kleinhirns und der Stammganglien ist außerordentlich blutreich, von blaßrötlichem Aussehen. In der weißen Substanz des Großhirns finden sich in allen Abschnitten spärliche, allerfeinste, nicht abstreifbare, scharf begrenzte, dunkelrote Punkte, am deutlichsten in der Balkenstrahlung in das Großhirnmark. Rinde rötlichbraun. Begrenzung zwischen Rinde und Mark scharf. Die Hirnventrikel mittelweit, die Plexus chorioidei dunkelrotbraun.

Diagnose: Krusten nach Schutzpockenimpfung am linken Arm. Encephalitis haemorrhagica. Eitrige Bronchitis. Katarrhalische Tracheitis. Petechien im Herzbeutel. Postpleuritische Verwachsungen rechts.

92. 1929, Fall 46, Knabe, 7 Jahre. (Obduktion Allgemeines Krankenhaus Innsbruck.) — Hirngewicht 1450. Hirnhäute ödematös gequollen, äußerer Liquor vermehrt. Hirnoberfläche hyperämisch. Venen stark gestaut. Da und dort punktförmige und etwas größere Blutungen in den weichen Hirnhäuten.

Das Gehirn wird in der Mittellinie halbiert, die eine Hälfte in toto in Formol konserviert, die andere in Querschnittscheiben zerlegt. Die Querschnitte zeigen in besonders ausgesprochenem Maße das charakteristische Bild, wie man es bei postvaccinaler Encephalitis zu sehen bekommt. Das Mark ist durchsetzt von überall deutlich sich heraushebenden Gefäßpunkten und Gefäßlängsschnitten, die als nicht abstreifbare rote Punkte bzw. rote Längszüge allenthalben durchsetzen und in die untere Rindenschicht hinein vordringen

Diese Veränderungen finden sich im Bereiche der gesamten Großhirnhemisphäre. Die Hirnsubstanz ist weich, ohne gerade zerfließlich zu sein. Im Kleinhirn treten die charakteristischen Veränderungen
im Vergleich zur Großhirnhemisphäre wesentlich zurück. Dagegen
ist das Rückenmark wieder stärker befallen und zeigt besonders im
weißen Markmantel die stark hervortretende Gefäßzeichnung.

82. 1931, Fall 10, Knabe, $8^1/_2$ Jahre. (Obduzent Prof. v. WIESNER,
Wien, Wilhelminenspital.) — Das knöcherne Schädeldach zeigt innen
ausgedehnte seichte Usuren mit rauhem Grund. Die Dura ist straff
gespannt, außen und innen blaß, feucht, der Sinus blutleer. Die
Leptomeningen des Gehirns sind zart durchscheinend, lebhaft blutig
injiziert. Das Gehirn ist mächtig geschwollen, abgeplattet, weich
am Schnitte, namentlich in der grauen Substanz stark hyperämisch
und ödematös. Die Pars dorsalis der Brücke nahe der Medulla
oblongata bis an die Fibrae pontis profundae quillt im Durchschnitt
vor, erscheint verwaschen, injiziert, graurötlich. Der Querschnitt
des Aquaeductus cerebri ist daselbst auf einen eben noch erkennbaren
dunkleren Punkt eingeengt. Im verlängerten Marke sehen die der
Rautengrube anliegenden Partien am Querschnitt ebenfalls verwaschen und schmutzig, graurötlich aus, ohne aber vorzuquellen.
Die graue Substanz des Rückenmarkes erscheint im allgemeinen
stärker gerötet, teils einsinkend. Im Brustmark und vor allem in
der Lendenanschwellung sind die Vorderhörner stellenweise ungleich
breit, unregelmäßig gestaltet oder in ihren Grenzen leicht verwaschen, in die Seiten- und Vorderhörner übergreifend. Solche
Stellen bieten dann wieder ein schmutzgraurötliches Aussehen.
Der Aquaeductus cerebri in seinem proximalen Verlauf stark aus-
gedehnt, ebenso die Hirnventrikel. Liquor klar.

93. 1931, Fall 26, Mädchen, 8 Jahre, Oberösterreich. (Anatomisches Laboratorium der psych.-neur. Klinik Innsbruck.) — Frontal-
abschnitte durch das Chiasma und die vordere Kommissur. Abgesehen von artifiziellen Beschädigungen, die die Rinde beiderseits
betreffen, zeigen sich an der Schnittfläche ausgiebige Veränderungen,
vor allem in der Marksubstanz. Sowohl im Marklager der Frontal-
als der Temporallappen massenhafte Blutpunkte und dem Verlauf
der kleinsten Gefäße folgend, rötliche Streifen und Flecke, die wohl
Gefäßblutungen entsprechen. Das Mark ist ziemlich gleichmäßig
davon durchsetzt, weniger stark die Stammganglien, von diesen
noch am meisten das rechte Putamen. Die Stabkranzfasern fühlen
sich links etwas weicher an als rechts (vielleicht durch Konservierung
bedingt, da das Gehirn bereits in Formolhärtung zur Untersuchung
gelangte).

Hinter dem Corpus mammillare Frontalschnitt: Die dem Verlauf
der Gefäße folgenden Extravasate fast noch zahlreicher und eher
größer als am früheren Schnitte. Teilweise auf lange Strecken hin
im Längsschnitte getroffen. Es scheinen verschieden alte Herde zu
sein, die meisten noch frisch rot gefärbt, andere etwas rostrot ver-

färbt. Auch die innere Kapsel ist an der Stelle, wo sie den Nucleus caudatus und das Putamen trennt, von Herden durchsetzt. Ziemlich frei ist die Rinde, nur vereinzelt im Temporallappen kleinere und mehr punktförmige Herde. Die geschilderten Veränderungen finden sich auch weiter rückwärts und weiter vorne in der ganzen Marksubstanz, weniger deutlich auf dem Mittelhirnschnitte, wo nur einzelne Blutungsstreifen zu sehen sind. Deutlicher wieder im Marke des Kleinhirnes, wo sie besonders im rechten Nucleus dentatus zu konfluierenden Blutaustritten zusammentreten. Medulla oblongata ziemlich frei.

Rückenmark: Unteres Cervicalmark: Das linke Vorderhorn und rechtes Hinterhorn scheinen je einen kleinen hämorrhagischen Herd zu führen. Im Brustmarke keine sicheren makroskopischen Veränderungen. Lendenanschwellung zeigt deutlich sichtbare Struktur.

94. 1932, Fall 4, Mädchen, 8 Jahre, 5- bis 6tägige Krankheitsdauer. (Obduzent Doz. CHIARI, Wien.) — Weiche Schädeldecken, fettarm. Das knöcherne Schädeldach mesocephal, eher dünn. Die Dura mater straff gespannt, ihre Sinus frei. Die Leptomeningen des Gehirns lebhaft injiziert, aber wenig durchfeuchtet. Die basalen Hirnarterien zart. Die Gyri abgeplattet, die Sulci verschmälert, die Konsistenz des Gehirns weich. An den Schnittflächen die Hirnsubstanz feucht glänzend, die Blutpunkte in der weißen Substanz zerfließlich. Die Ventrikel geringgradig ausgeweitet, mit klarem Liquor gefüllt. Die graue Substanz eher blaß, sowohl die der Rinde wie die der Stammganglien. Ganz vereinzelt im Mittelteil des Balkens kleinste eben sichtbare Blutungen. Auf Querschnitten durch die Stammganglien makroskopisch Abweichungen von der Norm nicht festzustellen, ebenso erscheint das Kleinhirn bis auf eine stärkere Durchfeuchtung seines Parenchyms nicht verändert. Auf Querschnitten durch die Brücke in der grauen Substanz derselben vereinzelt kleine Blutpunkte zu sehen. Das verlängerte Mark für das freie Auge unversehrt. Die Leptomeningen des Rückenmarks injiziert, die Konsistenz der Medulla spinalis etwas herabgesetzt. Auf Querschnitten durch die Medulla in der Höhe des zweiten Halswirbels erscheint die weiße Substanz bis auf ein leichtes Ödem unversehrt, die graue Substanz lebhaft injiziert, kleine Blutungen aufweisend. Diese Veränderungen nehmen gegen das Thorakalmark ab, hier ist die Medulla spinalis makroskopisch ohne Besonderheiten. Im Bereiche der Intumescentia lumbalis hingegen ist die graue Substanz stärker durchblutet, die weißen Markstränge feucht gequollen. An einzelnen Stellen hier auch in der weißen Substanz kleine unregelmäßig begrenzte grauweißliche Bezirke zu sehen.

Diese Befunde zeigen übereinstimmend eine Hyperämie des Gehirns, Abplattung der Gehirnoberfläche, allgemeine oder lokale Steigerung der Durchfeuchtung, das Vorhandensein kleiner nicht abstreifbarer Blutpunkte. Die Veränderungen finden sich vorwiegend in der weißen Substanz des Großhirns, doch ist auch das Rindengrau nicht frei. Die Gegend des Pons und der Medulla oblongata sind in einzelnen Fällen stark betroffen, das Kleinhirn zeigt geringe Veränderungen. Die weichen Hirnhäute erweisen sich als stark blutreich. Auch das Rückenmark ist deutlich erkrankt.

Die Obduktionsdiagnose lautete durchwegs — auch in den weniger genau beschriebenen Fällen — auf Encephalitis. Nicht selten findet sich eine Pneumonie oder eine eitrige Bronchitis vor. Leider ist der Nachweis von Vaccinevirus aus pneumonischen Herden nie versucht worden.[1]

Die Sicherstellung der Diagnose einer Encephalitis überhaupt und der postvaccinalen Form im besonderen, ist nur durch die histologische Untersuchung möglich. Eine solche ist fast in der Hälfte der obduzierten Fälle vorgenommen worden; in einigen Fällen harrt das konservierte Gehirn noch der Untersuchung. Die vorliegenden histologischen Befunde beschränken sich manchmal nur auf Feststellung der Encephalitis auf Gefrierschnitten, in einer Reihe von Fällen liegen hingegen sehr eingehende Befunde von wissenschaftlicher Bedeutung vor, die sich den bekannten Beschreibungen von LUCKSCH, TURNBULL und McINTOSH, SPIELMEYER, BOUMAN und BOK, PETTE u. a. anreihen lassen. Wir bringen im folgenden einige Befunde.

15. 1929, Fall 20, Mädchen, 10 Jahre, Tirol. (Befund Dr. FRITZ.) — Gehirn. Die kleinen Blutadern im Mark sehr stark gefüllt, hie und da von Mänteln dicht gehäufter Kerne umkleidet. Diese Mäntel sind manchmal nur schmal und scharf begrenzt, bilden wenige bis 2 Kernreihen, manchmal reichen sie ohne scharfe Grenzen weiter in die Umgebung, wobei ihre Dicke oft den Durchmesser des Gefäßes übertrifft. Hart an der Gefäßwand und in dieser liegen vorwiegend kleine runde und kurzovale Kerne, meist kleiner als die Kerne der kleinen Gliazellen und eher dunkel gefärbt. Daneben finden sich einzeln auch polymorphkernige Leukozyten, vielfach blaß gefärbt; nach außen hin aber nehmen sie ab. Man sieht hier teils Kerne, die sich von kleinen Gliakernen nicht unterscheiden, dazwischen eingestreut auch gebuchtete bis kipfelförmige Kerne. Innerhalb der Blutgefäße keine Vermehrung der weißen Blutkörperchen. Die Haargefäße sind nur herdweise etwas stärker gefüllt. Die Ganglienzellen zeigen an mit Hämatoxylin-Eosin gefärbten Schnitten nichts Auffallendes.

---

[1] Auf die Notwendigkeit, biologische Untersuchungen und Virusforschungen künftighin auch mit anderen Organen anzustellen, möchten wir an dieser Stelle hinweisen.

In der Brücke sind die Herde zahlreicher, hier liegen sie vorwiegend im Grau, reichlicher in den unteren Teilen als unter dem Boden der 4. Kammer. Von kleinen Blutadern sind nur wenige Durchschnitte frei. In dem dem Gefäß umliegenden Kernmantel sind Polymorphkernige etwas reichlicher als im Großhirn, auch sonst finden sie sich an den Schnitten vielfach einzeln ins Gewebe eingestreut. Der äußere Hof der Kernanhäufung ist lockerer. Ein Urteil über die Vermehrung einkerniger Rundzellen und Gliakerne ist schwierig.

Weitaus spärlicher und kleiner sind die Herde im verlängerten Mark (Höhe der Oliven). Hier ähneln sie wieder mehr denen des Großhirns, die Polymorphkernigen treten zurück. Die Herde liegen vorwiegend vorne seitlich im Bereiche und der Umgebung der Oliven.

An einem Schnitte durch den Wurm findet sich nur im Mark ein einziger ganz kleiner Herd von Kernanhäufungen.

Im Halsmark finden sich Herde in der weißen und in der grauen Substanz; sie sind ähnlich denen im verlängerten Mark.

Im unteren Rückenmark ist die Kernvermehrung in den Herden schütterer. Die Kernmäntel unmittelbar an den Gefäßen sind nicht so dicht an polymorphkernigen Zellen.

Die weichen Hirn- und Rückenmarkshäute zeigen nirgends deutliche Veränderungen, ebensowenig die Wurzeln.

95. 1930, Fall 23, Mädchen, 8 Jahre, Wien. (Befund Prosektor Dr. FRITZ PAUL.) — Gehirn und Rückenmark. Über alle Anteile des Gehirns disseminierte Encephalitis und im Lendenmark lokalisierte Myelitis. Extremer Grad von Hyperämie und Ödem. Sehr intensive, meist perivasculäre entzündliche Infiltration, sowohl in der weißen als in der grauen Substanz neben herdförmigen Infiltraten im Bereiche kleinster Erweichungen. Die Infiltrationen bestehen teils aus lymphocytären, teils aus polynucleären Elementen.

Diagnose: Disseminierte Encephalomyelitis.

Die Befunde gleichen vollkommen den seinerzeit von mir erhobenen und in der Gesellschaft für Mikrobiologie demonstrierten Bildern von Vaccinencephalitis (Mautner-Markhof-Kinderspital).

96. 1930, Fall 22, Mädchen, 8 Jahre, Wien. (Befund Dr. CHIARI.) — In zahlreichen Schnitten welche aus dem Stirnlappen, den Stammganglien, dem Schläfenlappen, der Insula Reilii, der Brücke, dem verlängerten Marke, dem Kleinhirn, der Medulla spinalis stammen, findet sich überall annähernd das gleiche Bild: Beträchtliche Hyperämie der Hirnsubstanz, die Gefäße sind von Zellmänteln umgeben, welche vorwiegend aus gewucherten gliösen Elementen sich aufbauen. Daneben finden sich Lymphocyten. Vielfach sind die Gefäße durch frische Thromben verlegt, Blutungen lassen sich nur spärlich in den subependymalen Schichten der Stammganglien nachweisen. Abgesehen von diesen längs der Gefäße, und zwar vorwiegend kleiner Venen angeordneten Zellansammlungen, läßt sich vereinzelt eine herdförmige Gliawucherung aufdecken.

Was die Verteilung der Veränderungen anlangt, so liegen die geschilderten Herde vorwiegend in der weißen Substanz des Groß- und Kleinhirns sowie des Rückenmarks, sie finden sich aber auch im Grau der Stammganglien und greifen vom Meditullium aus auf die tieferen Lagen der Großhirnrinde über, ebenso wie auch um Gefäße in der grauen Substanz des Rückenmarks Zellansammlungen festzustellen sind. Frei erscheint die Rinde des Kleinhirns.

Nach dem histologischen Befunde handelt es sich um eine sehr schwere und ausgebreitete Encephalomyelitis, wobei das Vorwiegen gliöser Wucherungen und die Verteilung dieser den Bildern entsprechen, wie sie bei der postvaccinalen Encephalitis im Schrifttum vermerkt wurden.

93. 1931, Fall 26, Mädchen, 8 Jahre, Oberösterreich. (Befund Psychiatrische Klinik Innsbruck.) — Diskontinuierlich über das ganze Zentralnervensystem ausgebreiteter diffuarer Entzündungsprozeß, ausgezeichnet durch perivenöse Gliainfiltrate bzw. Wucherungen, Mark und graue Substanz betreffend, die größeren Herde im Marklager. Von der Rinde meist nur die tieferen Schichten betroffen. Zellen von der Art der Makroglia, wie auch kleinere dunkel gefärbte Kerne. Keine Plasmazellen. In der Marksubstanz zwischen den eigentlich herdförmigen Einschrumpfungen der Zellen ebenfalls progressiv umgewandelte Glia. Nur einzelne Windungen sind mehr oder weniger von den entzündlichen Veränderungen verschont. Sehr intensiv und zahlreich sind die herdförmigen Gliawucherungen in der Regio sublenticularis (Tuber, subst. innominata), ebenso in der aufsteigenden Stabkranzfaserung, etwas weniger in den grauen Ganglienmassen des Stammhirns.

Im Markscheidenschnitt entsprechen den perivenösen Infiltraten hofartige Markausfälle und Lichtungen. Dies im Hemisphärenmark wie auch in den zwischen den Stammganglien ziehenden Markbündeln.

Rückenmark. Ebenfalls diffus über den ganzen Querschnitt ausgebreitet, in der weißen Substanz herdförmig, in der grauen mehr kontinuierlich entzündliche Infiltrate, Gliaproliferationen, entsprechen den der Vasocorona entsprechenden und zu ihr hinziehenden Gefäßen. Die Infiltrate wie im Cerebrum. Die diffuse Gliavermehrung der grauen Substanz besteht aus wabig veränderten Zellen, vermutlich Fettspeicherung. Keine schweren Veränderungen der Gliazellen.

Zusammenfassung: Encephalomyelitis, diffus perivenöser Ausbreitungsmodus. Typus Enc. post vacc.

64. 1933, Fall 23, Mädchen, 8 Jahre, Steiermark. (Befund Prof. DE CRINIS, Graz.) — Bei der Obduktion konnte festgestellt werden, daß die Windungen abgeplattet waren. Im Markweiß zeigten sich zahlreiche punktförmige Blutungen. Der übrige makroskopische Befund war negativ.

Histologischer Befund: Vermehrte Gefäßsprossen in der Hirnrinde. Kleine Herde vor allem im Mark, welche um die erweiterten Gefäße herum meist perivenös gelagert sind, die mesodermale Grenze überschreiten und sich unscharf im Gewebe verlieren. Diese Herde bestehen hauptsächlich aus gewucherten Mikrozellen; am Rande solcher Herde sind auch Makrogliazellen mit großem Plasmaleib zu finden. Nur vereinzelt sind Plasmazellen und Leukocyten, letztere vor allem im adventitiellen Lymphraume nachzuweisen. Die Infiltratzellen sind mit Fetttröpfchen beladen, besonders in den zentralen Gebieten der Herde. Auch in der Rinde finden sich ähnliche Herde wie im Marklager. Im allgemeinen ist eine Gliaproliferation zu beobachten, ebenso eine akute Ganglienzellschädigung im Sinne Nissls, welche durch geblähte Kerne, Randständigkeit derselben, Auflösung der Tigroidsubstanz, Auftreten von vermehrten Trabantzellen zum Ausdruck kommt. In den Ganglienzellen aller Schichten lassen sich mit der Fettfärbung Lipoidablagerungen feststellen (lipoide Degeneration). Außerdem sieht man im Rindengebiete Herde, bestehend aus gewucherten Mikrogliazellen. Im Marklager des Markscheidenpräparates zeigen sich Herde, in denen das Myelin geschwunden ist. Diese Herde heben sich als Auflichtungen vom übrigen Marklager mit scharfer Begrenzung ab. Außer in der Hirnrinde und im Marklager sind Herde auch im Pons, in der Medulla oblongata und im Stammhirn (Thalamus) zu finden; in den letzteren Gebieten sind im Verhältnis zu den früher besprochenen mehr Plasmazellen zu finden.

Diagnose: Typischer Befund der Impfencephalitis.

68. 1933, Fall 43, Mädchen, 8 Jahre, Niederösterreich. (Befund Prosektor Dr. Paul.) — Unregelmäßig über Gehirn und Rückenmark verteilt finden sich zahlreiche und meist sehr umfangreiche Herde zelliger Infiltration, in welchen die Markscheiden zum Teil gänzlich zerfallen, zum Teil in beginnendem Zerfall anzutreffen sind (Demyelinisation). Überwiegend sind diese Herde in der weißen Substanz gelegen ohne systematische Beziehung zu einem Strangsystem. Bald sind die Vorder-, bald die Hinter- und Seitenstränge des Rückenmarkes betroffen. Vielfach greifen aber die Herde auf die graue Substanz über oder sind überhaupt in dieser gelegen, meist in den Vorderhörnern. Die zelligen Herde bestehen zum Teil aus amöboiden Gliaelementen, zum Teil aus polynucleären Leukocyten mit positiver Oxydasereaktion und aus lymphocytären Rundzellen. Breite Zellsäume gewucherter Gliazellen umgeben die aus dem Gehirn austretenden Venen. Besonders deutlich ist der Markscheidenuntergang (Entmarkungsherde) um diese Venen ausgeprägt. Gliazellsäume finden sich auch allenthalben unter der weichen Rückenmarkshaut in den Randzonen des Rückenmarks. Die Ganglienzellen sind im Rückenmark größtenteils unverändert, nur einzelne zeigen das Eindringen amöboider Gliazellen (Neuronophagie). Besonders großen Umfang erreichen die Herde in den tieferen Teilen der Brücke, während die unter dem Ventrikelboden gelegenen Anteile frei sind.

Im Bereiche der Herde und ihrer Umgebung finden sich reichlich sudanfärbbare lipoide Abbaustoffe, die zum Teil in Abraumzellen aufgenommen sind. In der Großhirnrinde liegen die Herde durchwegs im subkortikalen Marklager gleichfalls mit ausgeprägtem Markscheidenuntergang. Die Stammganglien bzw. auch die weiße Substanz dieser Gegend erweist sich frei von Veränderungen.

Die unregelmäßige Verteilung der Herde über Gehirn und Rückenmark, die zellige Infiltration mit Markscheidenuntergang, die Bevorzugung der weißen Substanz, die subpialen Gliazellsäume und Mäntel um die Venen mit Entmarkung sowie der akute Verlauf geben der Erkrankung ihr eigenartiges Gepräge.

97. 1934, Fall 8, Knabe, 6 Jahre, Niederösterreich. (Befund Doz. Dr. CHIARI.) — Zur histologischen Untersuchung wurden von verschiedenen Stellen der rechten Großhirn- und Kleinhirnhemisphäre sowie vom Hals- und Lumbalmark Scheibchen entnommen.

Die Untersuchung ergab in Schnitten vom Parietallappen ausgedehnte, zumeist perivasculär angeordnete Zellansammlungen im weißen Marklager, aber auch hie und da in den angrenzenden tiefsten Rindenschichten. Diese Zellansammlungen bauen sich der Mehrzahl nach aus gewucherten Gliazellen auf, daneben finden sich Lymphocyten. Leukocyten sind, wie dies die der Oxydasereaktion unterworfenen Gefrierschnitte zeigten, außerordentlich spärlich. Neuronophagie ist nicht nachweisbar. Die gleichen Zellansammlungen finden sich subependymär in der Wand des Seitenventrikels, in der Capsula interna und auch hie und da in der grauen Substanz der Stammganglien. Im Balken sind derartige Zellansammlungen nur vereinzelt zu sehen. Schnitte durch die Brücke und das verlängerte Mark decken die gleichen Veränderungen in großer Ausdehnung auf. Auch hier beschränken sich die Zellansammlungen nicht bloß auf die weiße Substanz, sondern sind auch in den ganglienzellenhaltigen Arealen zu finden. Die Rinde des Kleinhirns erscheint unversehrt, auch die weiße Substanz ist nur dort verändert, wo sie schon in die Brachia pontis übergeht. Subependymär in der Rautengrube sind aber sehr deutliche Zellansammlungen zu sehen. Schnitte vom Halsmark zeigen fast nur auf der linken Seite eine analoge Zellansammlung, die auch teilweise von der weißen Substanz auf die Vorderhörner übergreift. Im Lumbalmark finden sich nur ganz vereinzelt in der weißen Substanz der Vorderstränge gleichartige Veränderungen leichten Grades.

Auf Grund des histologischen Befundes kann die Diagnose einer Encephalitis gestellt werden, wobei die geweblichen Veränderungen denen entsprechen, wie sie in anderen Fällen von Encephalitis nach Vaccination beobachtet worden sind.

Diese voneinander unabhängigen Beschreibungen geben in großer Übereinstimmung das charakteristische histologische Bild der Enc. pv. Wir sehen das Vorhandensein von Herden gliöser Zellwucherungen, die perivenös angeordnet sind, oft mantelförmig die kleinen Gefäße umsäumen. Lymphocytäre und leukocytäre Elemente treten in diesen Infiltraten zurück. Die Markscheiden zeigen herdweisen Zerfall (Demyelinisation). Die Blutgefäße sind stark gefüllt, doch sind Gewebsblutungen nicht vorhanden. Starke Zerstörungen der großen Ganglienzellen (Neuronophagie) wird namentlich im Rückenmark vermißt. Die Infiltrate finden sich in der weißen und grauen Substanz mit Bevorzugung der ersteren, Stammganglien und Kleinhirn sind weniger deutlich befallen. Hingegen finden sich im Rückenmark überall dieselben Veränderungen.

Sämtliche histologisch untersuchten Fälle ergeben diese Befunde bis auf einen, bei dem der Obduzent ohne nähere Beschreibung seiner Präparate meint, daß der histologische Befund weder für akute Poliomyelitis noch für eine postvaccinale Encephalitis spreche. Doch bietet der Fall klinisch so deutlich die Symptome der Enc. pv. dar — zwölftägige Inkubation, initiales Fieber bis 40°, Nackensteifigkeit, rasch bis zum Koma sich steigernde Bewußtlosigkeit, schlaffe Extremitätenlähmung, rapider dreitägiger Krankheitsverlauf —, daß wir ihn doch unter die sicheren Fälle aufgenommen haben.

In einigen Fällen wurden nach den uns vorliegenden amtlichen Berichten Tierversuche angestellt. Darüber berichten v. Wiesner (Wien), Kalbfleisch (Graz), Paul (Wien), Gamper und das Mauthner-Markhof-Kinderspital in Wien. Die Versuche bewegten sich in derselben Richtung wie die in Abschnitt II erwähnten und hatten durchwegs negatives Ergebnis. Paul hat auch die seinerzeit von Eckstein erfolgreich durchgeführten Versuche — Injizierung von Hirnemulsion in die freigelegte Carotis — nachgeprüft und ebenfalls negative Resultate erhalten.

VIII. Prophylaxe.

Die erschreckende Erkenntnis, daß ein prophylaktisches Verfahren, wie die Impfung, schwere Erkrankungen zur Folge haben könne, hat die Ärzte allerorts veranlaßt, nach den Ursachen dieser Geschehnisse zu fahnden. Diese Forschungen hatten nicht nur wissenschaftliches, sondern auch vorwiegend praktisches Interesse, da man hoffte, durch Klarstellung der Ursachen der Enc. pv. auch deren Entstehen verhindern zu können. Namentlich in England und Holland wurden ausgedehnte Laboratoriumsarbeiten diesem Gegenstande gewidmet, die auch heute noch nicht abgeschlossen sind. Leider haben diese Forschungen ihren Zweck, eine Prophylaxe der Enc. pv. zu schaffen, bisher nicht erfüllt.

Gegenstand der Untersuchungen war in erster Linie die Vaccine. Man studierte, ob deren Provenienz, Zubereitung, Reinheit, Stärke vielleicht mit der Enc. pv. zusammenhänge (s. Abschnitt II). Doch zeigte sich bald, daß die Encephalitis bei Impfstoffen verschiedener Erzeugungsstätten auftrat und daß mit demselben Impfstoff die Krankheit an einzelnen Orten hervorgerufen wurde, während benachbarte Orte und Länder freiblieben. Daß, wie man angenommen hatte, die oft eingeschaltete Kaninchenpassage das Auftreten der Krankheit befördere, konnte dadurch widerlegt werden, daß die aus Kaninchengehirn gewonnene sterile Neurolapine in Holland Enc. pv. auslöste, während sie bei zwei Millionen Impfungen in Spanien nicht zur Krankheit geführt haben soll. Diese Erfahrung muß auch als Beweis dafür angesehen werden, daß nicht irgendeine Verunreinigung der Lymphe die Encephalitis bedingt haben könne. Gelegentliche Bakterienfunde in Lymphen, die Enc. pv. hervorgerufen hatten, konnten als harmlose Begleitbakterien erkannt werden. Desinfektion der Lymphe ändert nichts an deren Einfluß auf die Krankheit. Zur Herabsetzung der Virulenz und ihres Titers verdünnte man die Vaccine bis zu solchen Graden, daß ihre Wirkung unsicher wurde; aber weder dadurch noch durch Abschwächung der Lymphe durch längere Erwärmung konnte das Auftreten von Erkrankungen des Zentralnervensystems vermieden werden.

Ebenso ergebnislos waren die Bemühungen, durch Änderung der Impftechnik das Auftreten der Enc. pv. zu verhüten. Man überzeugte sich, daß die Krankheit bei einer und mehreren Impfpusteln, bei starker und schwacher Lokalreaktion, ja selbst bei intra- und subkutaner Impfung zum Ausbruch kam.

Die bisherigen Bemühungen einer Prophylaxe der Enc. pv. durch Beeinflussung des Impfstoffes und der Impftechnik müssen demnach als erfolglos angesehen werden. Vielleicht ist es aussichtsreicher, wenn man die Erfahrungen betreffs der Altersstufen berücksichtigt und die Erstimpfung womöglich in das erste Lebensjahr verlegt. Sind auch, wie wir S. 8 ausgeführt haben, die Ansichten über die relative Immunität der frühen Altersstufen keineswegs vollständig geklärt, so berechtigen doch die bisherigen Erfahrungen zu den vorgeschlagenen Frühimpfungen.

Das einzige sichere Mittel zur Verhütung der Enc. pv. wäre die zeitweise Einstellung der Impfung. In Holland hat man tatsächlich den Impfzwang bis auf weiteres aufgehoben, und auch bei uns scheinen, nach dem Rückgang der Impfungen zu schließen, manche Ärzte zu dieser Selbsthilfe gegriffen zu haben. Das ist, wenn auch vereinzelt von autoritärer Seite vertreten, eine gefährliche Angelegenheit.

Hauptsächlich sind es zwei Gründe, auf die sich die Gegner der Impfung stützen.

Der erste Grund ist der Hinweis, daß die Blattern als Schmutzseuche einer bereits vergangenen Epoche angehören. Dieser Grund ist leicht widerlegt. In den letzten zwei Dezennien sprechen dagegen die Epidemien auf den Azoren (15000 Fälle), in England seit 1921 (etwa 80000 Fälle), in der Schweiz (1921 bis 1925 rund 5000 Fälle), in Holland im Juli 1929 (über 500 Fälle), die Einschleppung von Variola gravis nach England und Frankreich durch das Schiff „Tuscania" im April 1929, Blatternfälle in Malmö (Schweden) 1931/32, um nur die europäischen Epidemien anzuführen. Eine Bekämpfung mit hygienischen Maßregeln allein hat absolut fehlgeschlagen, wie das jahrelange Haften der Krankheit in hochkultivierten Ländern, wie in England und in der Schweiz, gezeigt hat.

Bei der Intensivierung des Weltverkehrs und der starken Verkürzung der Fahrzeiten sowie durch den Luftverkehr ist jederzeit die Möglichkeit einer Einschleppung von Variola gravis gegeben.

Die Empfänglichkeit für die Krankheit ist da, sie wird bewiesen durch die Empfänglichkeit für die Vaccine, ein stammverwandtes modifiziertes Virus. Ist die Empfänglichkeit gegeben, so bedarf es nur des geeigneten Zufalles, um die Ausbreitung der Krankheit auf den günstigsten Seuchegrund, eine ungeimpfte Bevölkerung, nach Art eines Schadenfeuers, zu ermöglichen. Ähnlich wie ein strohgedecktes Dorf jahrelang ohne Feuersbrunst bestehen kann, so auch eine ungeimpfte Bevölkerung ohne Pocken. Die erste günstige Gelegenheit entfacht den Einzelbrand zu einem verhehrenden Feuer.

Gefördert wird die Ausbreitung durch die mangelnde Kenntnis unserer Ärzte über die Blattern. Nur den älteren Ärzten ist die

Krankheit bekannt. Insbesondere die leichte Form der Pocken, die Alastrimform, kann mit den Varizellen leicht verwechselt werden. Daß dies möglich ist, haben im Jahre 1921 die 100 Fälle in Glarus bewiesen, die erst von einem Facharzt richtig als Pocken erkannt wurden und der Schweiz die größten Schwierigkeiten bereitet haben.

Die Impfgegner argumentieren weiter, daß eine ausgesprochene Epidemie bei den heutigen Verhältnissen sofort mit Hilfe der Notimpfung unterdrückt werden und daß eine solche Impfung nur im Moment der Gefahr, niemals aber in seuchefreien Zeiten zugestanden werden könne.

Auch das ist unrichtig, weil wir mit der Notimpfung meist zu spät kommen, wenn die Lücken in der geimpften Bevölkerung zu große sind, insbesondere aber dann, wenn es ganze Bezirke gibt, in denen jahrelang kein Kind geimpft worden ist.

Über diesen Punkt äußert sich Geheimrat Dr. BREGER, der jahrelang die Impfstatistik für das Deutsche Reich führte, folgendermaßen: „Wollte man bei der Pockenimpfung die regelmäßigen Kindesimpfungen ausschalten und sich beschränken auf die sofortige ärztliche Meldung des Kranken, Unterbringung im Krankenhaus, die Überwachung der ansteckungsverdächtigen Personen — so würde man in den meisten Fällen mit den Maßnahmen viel zu spät kommen." Ganz dasselbe gilt für die im Augenblick der Gefahr vorgenommene Impfung, die Notimpfung einer gegen Pocken ungeschützten Bevölkerung. Die äußerst rasche Ausbreitung der Seuche auf günstigem Boden, die spät eintretende Immunität, die zahlreichen unerkannt bleibenden Virusträger und die Unmöglichkeit, selbst die bekannten Kontakte sofort ausfindig zu machen, lassen die Notimpfung als Ersatz für eine geregelte Impftätigkeit, insbesondere in unruhigen Zeiten, als ein äußerst gefährliches und unzuverlässiges Instrument in den Händen einer Sanitätsverwaltung erscheinen; sie muß daher abgelehnt werden.

Dabei ist noch zu bedenken, daß durch zeitweise Unterbrechung der Durchimpfung einer Bevölkerung zahllose Kinder ungeimpft bleiben und sich im Augenblick der Gefahr in einem Alter befinden, in dem nicht nur die Reaktionen auf die Impfung im allgemeinen stärker sind als im frühen Kindesalter, sondern auch eine besondere Empfänglichkeit für die Erkrankungen des Zentralnervensystems besteht.

Aus diesen Überlegungen heraus muß mit gutem Gewissen und im Interesse der Allgemeinheit und der Wehrhaftigkeit einer Bevölkerung betont werden, daß jeder einzelne die Verpflichtung hat zu verhindern, daß er in Zeiten der Gefahr zu einer Etappe für die Weiterverbreitung der Blattern wird und sich des Impfschutzes seiner Umgebung erfreut, für die er selbst kein Opfer zu bringen bereit ist.

Schließlich sei darauf hingewiesen, daß gerade jene Länder, die sich einer gesetzlich geregelten Impfpflicht erfreuen, wenig Fälle von Enc. pv. aufweisen, wozu auch unser österreichisches Burgenland gehört, in dem nach dem Umsturz die aus den Zeiten der ungarischen Herrschaft bestehende Impfpflicht nicht aufgehoben worden ist.

IX. Therapie.

Die Unkenntnis des Wesens der Enc. pv. macht eine kausale Behandlung unmöglich. Doch hat der innige Zusammenhang mit der Impfung zu beachtenswerten Versuchen geführt, das **Blut frisch geimpfter Menschen** sowie das **Serum vaccinierter Tiere** zur Behandlung der Enc. pv. zu verwerten.

Injektionen von **Blut frisch geimpfter Erwachsener** wurden zuerst in Holland vorgenommen und später auch in anderen Staaten ausgeführt. Es wurde vorgeschlagen, in Zeiten und Orten, wo eine Häufung von Erkrankungsfällen besteht, einen Elternteil gleichzeitig mit dem Kind zu impfen, um nötigenfalls sofort geeignetes Blut zur Verfügung zu haben. Das Blut wird am zwölften bis vierzehnten Tage nach der Impfung entnommen und in der Menge von 20 ccm mehrere Tage hintereinander dem erkrankten Kind intramuskulär injiziert.

Auf einer ähnlichen Idee fußt die **Verwendung von Serum vaccinierter Tiere.** Das Serum stammt meist von den zur Erzeugung des Pockenimpfstoffes benutzten Rindern und wird von diesen am zehnten bis zwölften Tag entnommen, also zu einer Zeit, in der das Vaccinevirus im Säftestrom des Impftieres nicht mehr nachweisbar ist. Nach entsprechender Prüfung wird es in Phiolen zu 10 bis 20 ccm abgefüllt und kann dem an postvaccinaler Encephalitis erkrankten Impfling in dieser Dosis wiederholte Male intramuskulär in die Glutäalgegend oder subcutan unter die Bauchhaut einverleibt werden.

Über die Wirkung dieser spezifisch antivaccinalen Therapie läßt sich keineswegs ein endgültiges Urteil abgeben, weil die vorliegenden Erfahrungen viel zu gering sind. Aus Neutralisierungsversuchen (Virus + Serum), die gezeigt haben, daß ein verabreichtes Serum die Entstehung einer Vaccinapustel selbst dann nicht verhindern kann, wenn es nur fünf Minuten nach erfolgter Infektion an der Injektionsstelle abgelagert wird, darf wohl — theoretisch wenigstens — geschlossen werden, daß das Vaccinevirus längst irreversibel an das Gewebe gebunden ist, wenn das Serum angewendet wird. Aus dieser Überlegung ergibt sich — wiederum nur theoretisch —, daß die Aussichten auf einen Erfolg der Serumtherapie um so bessere sein dürften, je früher im Ablauf der Erkrankung das Serum zur Anwendung gelangt.

Es wurden auch Blut und Sera anderweitigen Ursprungs therapeutisch verwendet; in unseren Krankheitsberichten liegen eine Reihe derartiger Mitteilungen vor. Es kamen zur Anwendung Blut gesunder Erwachsener, Eigenblut, Encephalitisserum (Höchst), gewöhnliches Rinderserum; außerdem wurden Bluttransfusionen und Einspritzungen von Eigenliquor durchgeführt. Alle diese Injektionen erfolgten in der Menge von 10 bis 20 ccm mehrere Male; menschliche Sera wurden intramuskulär und intralumbal, tierische nur intramuskulär verabfolgt. In vereinzelten Fällen wurden Aderlässe vorgenommen.

Neben der Blut- und Serumbehandlung kommen bei der Enc. pv. alle jene Medikamente und Verfahren in Anwendung, zu denen auch bei anderen akuten Erkrankungen des Zentralnervensystems Zuflucht genommen wird. Hierher gehören Urotropin, Cylotropin, Trypaflavin, Septojod, Tetrophan, Vaccineurin, Omnadin, Prontosil, ferner Mittel zur Besserung der Herztätigkeit und der Atmung, wie Cardiazol, Coramin, Coffein, Sympatol, Hexeton, Digipurat, Strychnin, Lobelin, Traubenzuckerinjektionen, Sauerstoffinhalationen u. a. Bei schweren Atemlähmungen leistet der Eisenmengersche Biomotor manchmal gute Dienste. Auf die mannigfachen internen und externen Verfahren zur Bekämpfung des Fiebers braucht hier nicht näher eingegangen werden.

Die Lumbalpunktion kommt als therapeutisches Verfahren nur in jenen Fällen in Betracht, in denen dadurch starke meningeale Reizsymptome eine Milderung erfahren. Gegen die Schlafsucht ist sie meistens wirkungslos. Wir haben schon an anderer Stelle darauf hingewiesen, daß Drucksteigerungen des Liquors bei der Enc. pv. nicht gerade häufig sind, so daß von einer „Entlastung" durch die Lumbalpunktion von vornherein nicht viel zu erwarten ist.

Trotz dieser scheinbar nicht viel versprechenden rein symptomatischen Behandlung soll man in schweren Fällen nicht in therapeutischem Nihilismus auf ein energisches Vorgehen verzichten. Es gibt schwere, aber in Genesung übergehende Fälle, die mit solchen, die tödlich endigen, einen ganz ähnlichen Krankheitsverlauf aufweisen, bis zu jenem Zeitpunkt, in dem bei der einen Gruppe eine rasche Wendung zum Besseren, in der anderen jäher Verfall eintritt. Man könnte sich wohl vorstellen, daß eine vor und zu dieser kritischen Zeit einsetzende und unermüdlich durchgeführte Herz und Atmung stimulierende Behandlung über ein gefährliches Stadium hinweghelfen und das Leben des Kranken erhalten könne. Nicht vergessen darf bei schwer somnolenten Fällen auf die Zuführung von Nahrungsstoffen werden. Aus manchen der vorliegenden Krankheitsgeschichten gewinnt man tatsächlich den Eindruck, daß die hingebungsvolle, mit allen Mitteln der modernen Therapie arbeitende Tätigkeit des Arztes lebensrettend gewirkt habe.

Die Anwendung von Kathetern ist bei Fällen starker Harnretention nicht zu vermeiden. Die dadurch oft hervorgerufenen Blasenentzündungen bedürfen meist einer langwierigen Behandlung. Auch sonstige Komplikationen, wie z. B. Decubitus, nehmen zuweilen die Aufmerksamkeit des Arztes stark in Anspruch. Doch haben diese Folgezustände meist einen guten Ausgang.

Infektionskrankheiten. („Handbuch der Kinderheilkunde", Band II, vierte Auflage.) Mit 354 Textfiguren und 36 Tafeln. VIII, 854 Seiten. 1931.   RM 113.40; gebunden RM 121.50

Die Diphtherie. Von B. Schick, New York. — Der Scharlach. Von A. Hottinger und A. Schloßmann, Düsseldorf. — Die Masern. Von F. v. Gröer, Lemberg. — Die anderen akuten infektiösen Exantheme und Erytheme. Von H. Rietschel, Würzburg. — Die Windpocken. Von A. Hottinger, Düsseldorf. — **Die Pocken und die Schutzpockenimpfung.** Von A. Groth, München. — Der Typhus und die typhusähnlichen Krankheiten. Von J. Langer, Prag. — Die Ruhr. Von H. Vogt, Münster. — Der Mumps. Von O. Rommel, München. — Der Keuchhusten. Von W. Knoepfelmacher, Wien. — Der akute Gelenkrheumatismus als Teilerscheinung der rheumatischen Infektion, zugleich ein Beitrag zum Rheumatismus nodosus und zur Still'schen Krankheit. Von B. Leichtentritt, Breslau. — Der Starrkrampf. Die allgemeine Sepsis. Der Rotlauf (Rose). Von J. Bauer, Hamburg. — Die Grippeerkrankungen. Von R. Hecker, München. — **Die Gehirnentzündung.** Von J. Zappert, Wien. — Die Feer'sche Krankheit. Von E. Feer, Zürich. — Die akute epidemische Kinderlähmung (spinale Kinderlähmung). Von F. Goebel, Halle a. d. S. — Die Syphilis. Von E. Müller, Berlin. — Die Tuberkulose und Skrofulose. Von W. Keller und E. Moro, Heidelberg. — Kurze Darstellung der wichtigsten tropischen Erkrankungen im Kindesalter. Von Ch. van Wijckerheld-Bisdom, Bandoeng (Java). Übersetzt von M. O. Eltzbacher, Leiden. — Die Serumkrankheit. Von G. Bessau, Leipzig. — Anhang: Tabelle zur Differentialdiagnose der akuten Exantheme. Von A. Hottinger, Düsseldorf.

Infektionen und Intoxikationen. Zweiter Teil. („Handbuch der Neurologie", Band XIII: Erkrankungen des Rückenmarks und Gehirns III). Mit 212 Abbildungen. XI, 1116 Seiten. 1936.
RM 192.—; gebunden RM 197.—

Infektiöse Erkrankungen des Zentralnervensystems II: Erkrankungen mit invisiblem filtrierbarem Virus: Herpes zoster. Von Professor Dr. F. Wohlwill, Lissabon. — Lyssa. Von Professor Dr. M. Kroll, Moskau. — Poliomyelitis. Von Professor Dr. H. Pette, Hamburg. — **Postvaccinale Encephalitis. (Mit besonderer Berücksichtigung ihrer nosologischen Stellung zur akuten disseminierten Encephalomyelitis.)** Von Professor Dr. H. Pette, Hamburg. — Epidemische Encephalitis. Von Professor Dr. F. Stern, Berlin. — Myelitis. Von Dr. St. Környey, Szeged. — Multiple Sklerose. Von Professor Dr. O. Marburg, Wien. — Exogene Vergiftungen des Nervensystems. Vergiftungen durch anorganische und organische sowie durch pflanzliche, tierische und bakterielle Gifte. Von Geheimrat Professor Dr. O. Bumke, München, und Privatdozent Dr. E. Krapf, Köln. — Rausch- und Genußgifte. Giftsuchten. Von Geheimrat Professor Dr. O. Bumke und Privatdozent Dr. F. Kant, München. — Erkrankungen des Gehirns und Rückenmarks auf dem Boden innerer Erkrankungen. Nephritis, Diabetes, Graviditätstoxikosen, parenteraler Eiweißzerfall, Serumkrankheit. Von Professor Dr. K. Moser, Königsberg i. Pr. — Funikuläre Spinalerkrankung. Von Professor Dr. F. W. Bremer, Berlin. — Neurologische Erscheinungen bei Krankheiten des Blutes und der blutbildenden Organe mit Ausnahme der perniziösen Anämie. Von Privatdozent Dr. G. Bodechtel, Hamburg. — Nährschäden des Nervensystems. Von Professor Dr. H. Schlesinger †, Wien. — Namen- und Sachverzeichnis.

Die flüssigen Brennstoffe

ihre Gewinnung, Eigenschaften und Untersuchung

von

Dr. L. Schmitz

Chemiker

Zweite erweiterte Auflage

Mit 56 Textabbildungen

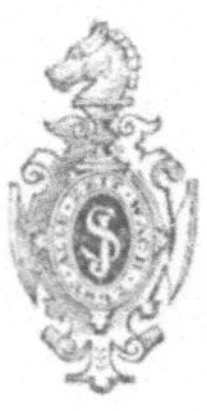

Springer-Verlag

Berlin Heidelberg GmbH

1919

ISBN 978-3-662-36105-4   ISBN 978-3-662-36935-7 (eBook)
DOI 10.1007/978-3-662-36935-7